コインなどでこすってください。

http://www.igaku-shoin.co.jp/prd/03453/

本Web動画の利用ライセンスは，本書1冊につき1つ，個人所有者1名に対して与えられるものです。第三者へのID(ユーザー名)，PASSの提供・開示は固く禁じます。また図書館・図書施設など複数人の利用を前提とする場合には，本Web動画を利用することはできません。

上肢運動器疾患の
リハビリテーション

関節機能解剖学に基づく治療理論とアプローチ

Web動画付

中図 健
一般社団法人療創会 通所介護 なかずリハビリテーションセンター・代表理事

医学書院

上肢運動器疾患のリハビリテーション［Web動画付］
―関節機能解剖学に基づく治療理論とアプローチ

発　行　2018年5月1日　第1版第1刷Ⓒ

著　者　中図　健
　　　　なかず　けん

発行者　株式会社　医学書院
　　　　代表取締役　金原　俊
　　　　〒113-8719　東京都文京区本郷1-28-23
　　　　電話　03-3817-5600（社内案内）

印刷・製本　リーブルテック

本書の複製権・翻訳権・上映権・譲渡権・貸与権・公衆送信権（送信可能化権を含む）は株式会社医学書院が保有します．

ISBN978-4-260-03453-1

本書を無断で複製する行為（複写，スキャン，デジタルデータ化など）は，「私的使用のための複製」など著作権法上の限られた例外を除き禁じられています．大学，病院，診療所，企業などにおいて，業務上使用する目的（診療，研究活動を含む）で上記の行為を行うことは，その使用範囲が内部的であっても，私的使用には該当せず，違法です．また私的使用に該当する場合であっても，代行業者等の第三者に依頼して上記の行為を行うことは違法となります．

JCOPY　〈出版者著作権管理機構　委託出版物〉
本書の無断複製は著作権法上での例外を除き禁じられています．複製される場合は，そのつど事前に，出版者著作権管理機構（電話 03-3513-6969，FAX 03-3513-6979，info@jcopy.or.jp）の許諾を得てください．

序

　前著『上肢運動器疾患の診かた・考えかた—関節機能解剖学的リハビリテーション・アプローチ』(医学書院,2011)の発刊から7年,その続編ともいえる本書『上肢運動器疾患のリハビリテーション—関節機能解剖学に基づく治療理論とアプローチ(Web動画付)』が完成しました。今回は,各関節疾患の治療順序とその治療対象となる軟部組織を明確化し,その組織に対する治療方法と考えかたを本文と動画により解説しています。前著の応用編として学ぶことができ,動画により治療アプローチがイメージしやすくなっていることから,臨床に直結した内容になっていると思います。

　さらには,上肢運動器疾患となっていますが,治療には頭部・体幹からのアプローチも必要不可欠と考え,それらの項目も積極的に取り入れました。まだまだ考察を重ねアップデートしていく必要はありますが,まずは治療の幅を広げるきっかけとなることを願います。

　近年,セラピストを取り囲む環境は変化し,今後大きな変革のときを迎えるものと思われます。そのような環境下でセラピストの原点ともいえる「患者さんをよくしたい」というモチベーションを保ち続けることは,とても困難なことだと思います。なぜなら,患者さんの呈している症状に向き合えば向き合うほど,壁に当たることが多くなるからです。その壁を壊す最大の武器は,セラピスト自身のスキルアップといえるでしょう。患者さんを適切に治療できるようになることで治療を行う楽しみが増え,もっとよくしたいという欲求が湧いてくるはずです。

　私は,臨床家の臨床力は,日々の経験値と知識量に依るものだと思っています。知識は文献などで補うことはできますが,経験値は臨床の現場に立たない限り得ることができません。つまり,現場なくしては臨床力は上がらないのです。

　私自身が臨床の現場に立ち続けている理由は,まだまだ新しい治療技術の方法や考察を生み出したいという気持ちでいっぱいだからです。この気持ちを途切れさせることなくできる限り長く保っていきたいと思っています。

　最後に,本書が,読者の皆様が治療の壁に遮られた際,それを少しずつでも打破していく力になれることを願ってやみません。

追伸

　前著『上肢運動器疾患の診かた・考えかた—関節機能解剖学的リハビリテーション・アプローチ』は,私の長男の拓未が1歳4か月のときに発刊されました。本書は,次男の祐貴が1歳2か月のときに発刊されることとなり,子供たちそれぞれに1歳の贈り物ができた気がして嬉しく思います。これからも息子たちの成長とともに私自身もセラピストとして成長できるよう,1日1日を大切に過ごしていきたいと思います。

2018年4月

中図　健

目次

I 各疾患の治療方針の立てかた　　1

A 頚椎

1. 頚椎症性脊髄症 ……………………………………………… 2
2. 頚椎症性神経根症 …………………………………………… 4
3. 胸郭出口症候群 ……………………………………………… 8

B 肩関節

1. 腱板断裂（保存療法例）…………………………………… 10
2. 上腕骨頚部骨折（髄内釘固定術術後例）………………… 13
3. 外傷性肩関節脱臼 …………………………………………… 16
4. 脳血管障害後に生じる肩関節痛 …………………………… 17
5. 夜間時痛 ……………………………………………………… 19

C 肘関節

1. 肘関節後方脱臼 ……………………………………………… 21
2. 肘頭骨折 ……………………………………………………… 23
3. 鉤状突起骨折 ………………………………………………… 25
4. 肘関節後外側部痛 …………………………………………… 26

D 前腕

1. 橈骨頭骨折 …………………………………………………… 27
2. 前腕骨骨幹部骨折 …………………………………………… 29

E 手関節

1. 橈骨遠位端骨折 ……………………………………………… 33
2. 上腕骨外側上顆炎 …………………………………………… 36
3. 手関節尺側部痛 ……………………………………………… 36

F 指関節

1. 基節骨骨折 ... 39
2. 中手骨骨折 ... 40
3. de Quervain 病 ... 42
4. 手根管症候群 ... 43
5. バネ指 ... 45

II 関節・軟部組織に対する治療法　47

A 頭頸部

1. 帽状腱膜 ... 48
2. 頸部椎後筋群（多裂筋・回旋筋・頸半棘筋・頭半棘筋）... 49
3. 後頭下筋群 ... 53
4. 胸鎖乳突筋 ... 54
5. 斜角筋 ... 55

B 体幹

1. 胸横筋 ... 57
2. 腹横筋 ... 58
3. 外・内腹斜筋 ... 60

C 肩甲胸郭関節

1. 肩甲挙筋，大・小菱形筋 ... 62
2. 僧帽筋 ... 64
3. 広背筋 ... 67
4. 前鋸筋 ... 69
5. 前鋸筋上部線維，小胸筋 ... 70
6. 前鋸筋中部線維 ... 71
7. 前鋸筋下部線維 ... 72
8. 肩鎖関節・胸鎖関節の牽引治療 ... 73

D 肩関節

1. 三角筋 ... 76
2. 大胸筋 ... 79

- 3 大円筋 ... 82
- 4 棘上筋 ... 84
- 5 棘上筋近位線維 ... 86
- 6 棘上筋遠位線維 ... 88
- 7 棘上筋の伸張操作 ... 89
- 8 棘下筋 ... 90
- 9 肩甲下筋 ... 93
- 10 RIC(rotator interval capsule) ... 95
- 11 関節包靱帯の牽引治療 ... 98
- 12 stooping exercise ... 101

E 肘関節

- 1 上腕筋 ... 103
- 2 上腕二頭筋 ... 105
- 3 上腕三頭筋(長頭・外側頭・内側頭) ... 106
- 4 肘筋 ... 108
- 5 橈側側副靱帯(外側側副靱帯) ... 111
- 6 腕尺関節の牽引治療 ... 113

F 前腕

- 1 円回内筋 ... 115
- 2 回外筋 ... 116
- 3 骨間膜の癒着剝離操作 ... 118
- 4 橈骨輪状靱帯(肘外側側副靱帯) ... 120

G 手関節

- 1 腕橈骨筋 ... 122
- 2 長橈側手根伸筋 ... 123
- 3 短橈側手根伸筋 ... 124
- 4 尺側手根伸筋 ... 124
- 5 尺側手根屈筋 ... 126
- 6 方形回内筋 ... 127
- 7 手根中央関節 ... 129
- 8 手根関節の牽引治療 ... 131

H 指関節

1 浅指屈筋・深指屈筋 …………………………………… 134
2 総指伸筋 ……………………………………………………… 136
3 長母指外転筋・短母指伸筋 ………………………… 137
4 長母指屈筋 ………………………………………………… 138
5 背側骨間筋・掌側骨間筋 …………………………… 139
6 虫様筋 ……………………………………………………… 140

索引 ……………………………………………………………………… 143

付録Web動画の使い方

本書には，付録Web動画（音声つき）と関連する箇所に ▶動画 と動画番号を示してあります．

付録Web動画は，PC，iPad，スマートフォン（iOS/Android）でご覧いただけます（フィーチャーフォンには対応しておりません）．下記QRコード，URLからアクセスしてください．ログインのためのID（ユーザー名），PASSは表紙の裏の銀スクラッチをコインなどでこすってご利用ください．

http://www.igaku-shoin.co.jp/prd/03453/

- 動画を再生する際の通信料（パケット通信料）は読者の方のご負担となります．パケット定額制サービスなどにご加入されていない場合，多額のパケット通信料を請求されるおそれがありますのでご注意ください．
- 配信動画は予告なしに変更・修正が行われることがあります．また配信を停止する場合もございます．
- 動画は書籍の付録のため，ユーザーサポートの対象外とさせていただいております．ご了承ください．

▶動画掲載ページ一覧

動画 1	帽状腱膜（約4分）	49
動画 2	頚部椎後筋群（約7分）	51
動画 3	後頭下筋群（約4分）	53
動画 4	胸鎖乳突筋（約3分）	54
動画 5	斜角筋（約1分）	56
動画 6	胸横筋（約3分半）	58
動画 7	腹横筋（約4分）	59
動画 8	外・内腹斜筋（約2分半）	60
動画 9	肩甲挙筋（約4分）	63
動画 10	大・小菱形筋（約4分）	64
動画 11	僧帽筋（約6分）	66
動画 12	広背筋①（約4分）	68
動画 13	広背筋②（約5分）	68
動画 14	広背筋③（約2分半）	68
動画 15	前鋸筋上部線維（約4分半）	71
動画 16	前鋸筋中部線維（約9分半）	71
動画 17	前鋸筋下部線維（約5分）	72
動画 18	肩鎖関節・胸鎖関節の牽引治療（約2分）	75
動画 19	三角筋①（約5分）	78
動画 20	三角筋②（約3分）	78

動画 21	大胸筋①（約7分）	80
動画 22	大胸筋②（約2分半）	80
動画 23	大円筋①（約7分）	83
動画 24	大円筋②（約3分）	83
動画 25	棘上筋近位線維（約11分）	86
動画 26	棘上筋遠位線維①（約5分半）	88
動画 27	棘上筋遠位線維②（約6分）	88
動画 28	棘上筋の伸張操作（約6分半）	89
動画 29	棘下筋（約11分）	91
動画 30	肩甲下筋（約9分半）	94
動画 31	RIC（約5分半）	97
動画 32	関節包靱帯の牽引治療（約4分）	100
動画 33	stooping exercise（約5分）	101
動画 34	三角巾固定（約5分）	101
動画 35	上腕筋（約6分）	103
動画 36	上腕二頭筋（約9分）	105
動画 37	上腕三頭筋（約14分半）	107
動画 38	前腕回転軸テスト（約5分半）	108
動画 39	肘筋（約6分）	110
動画 40	橈側側副靱帯（約4分）	111
動画 41	腕尺関節の牽引治療（約2分半）	113
動画 42	円回内筋（約3分半）	115
動画 43	回外筋（約6分）	116
動画 44	骨間膜の癒着剝離操作（約4分）	118
動画 45	橈骨輪状靱帯（約6分半）	120
動画 46	腕橈骨筋①（約8分）	123
動画 47	腕橈骨筋②（約3分）	123
動画 48	長橈側手根伸筋（約2分半）	124
動画 49	短橈側手根伸筋（約4分）	124
動画 50	尺側手根伸筋（約2分半）	126
動画 51	尺側手根屈筋（約3分半）	127
動画 52	方形回内筋（約5分半）	128
動画 53	手根骨治療（約9分半）	129
動画 54	手根骨圧迫テーピング（約2分）	129
動画 55	手根関節の牽引治療（約2分半）	132
動画 56	浅指屈筋・深指屈筋（約8分半）	135
動画 57	総指伸筋（約5分）	136
動画 58	手背テーピング（約3分）	136
動画 59	長母指外転筋・短母指伸筋（約5分半）	137
動画 60	長母指屈筋（約5分半）	138
動画 61	背側骨間筋・掌側骨間筋（約7分半）	140
動画 62	虫様筋（約7分）	141

I

各疾患の治療方針の立てかた

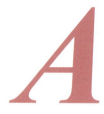

A 頚椎

1 頚椎症性脊髄症

　脊柱管内に生じた頚椎症性変化による脊髄への圧迫病変の結果，脊髄症状をきたした状態をいう。本症の特徴は，しびれを主訴として訴え，両側性に出現していることである。また，手には圧迫性脊髄症の特異的所見として，myelopathy hand による巧緻性障害が出現していることがほとんどである。症状の進行は，しびれから，巧緻性障害を認め，増悪とともに歩行障害(痙性歩行)に発展する場合が典型例と言える。

　確定診断は，MRI 所見となるが，しびれの部位・深部腱反射・筋力低下・知覚障害の部位(しびれの部位も含める)からの理学所見と合わせて行うことが望ましい(**図 1**)[1]。その際，病的反射も重要な所見となり，本疾患の場合，ホフマン反射よりもトレムナー反射に陽性所見を認めることが多い。症状として，脊髄症状(ミエロパチー)が生じている場合，保存療法

	C3〜4	C4〜5	C5〜6
腱反射	上腕二頭筋腱反射 ↑	上腕二頭筋腱反射 ↑	上腕三頭筋腱反射 ↑
筋力低下	三角筋↓	上腕二頭筋↓	上腕三頭筋↓
知覚障害			

図 1　高位診断基準(国分による)
〔国分正一：頚椎症性脊髄症における責任椎間高位の神経学的診断. 臨整外 19：417-424, 1984 より改変〕

では改善を認めることが少なく，外科的治療の対象となる。特に膀胱直腸障害，短期間で症状の進行を認める場合は，早期手術の対象となる。

リハビリテーション（以下リハ）は，術前から介入することが望ましい。術前・術後で圧迫されていた脊髄に対する除圧効果の結果，脊髄症状によるADL障害がどの程度改善されたのかを判別する必要がある。除圧がなされたのかの判定に最適な指標は，しびれの増減である。問診での聴取が最も簡易である。次いで，myelopathy handによる巧緻性障害の改善度合いを評価する。術直後であればベッド上でも行える，10 sec test（20回以下でmyelopathy hand陽性）が容易である。安静度アップの指示に従い，箸操作，ボタン掛け，書字動作，簡易上肢機能検査〔STEF（特に下位項目での失点）〕を行うとよい。さらに，歩行が可能になれば，痙性歩行の改善度を評価し，術効果を確認する。

術後リハは，経過観察（症状の寛解具合，軸性疼痛の発生）を含めた姿勢アライメントの管理が重要となる。保存療法の対象となるのは，脊髄症状が軽度で項頚部痛を主訴とする初期症状の場合である。

治療プログラム

外科的治療（椎弓形成術）は，脊柱管を拡大し，脊髄への圧迫を除圧することが目的である。術後，動的支持効果をもつ頚部内側筋は機能不全による不安定性（instability）を生じている。急性期は，それを補うためにカラーが処方される。つまり，カラーが正確に装着されているかの確認が，第一に重要となる。

1）カラー装着下での活動度を上げる

術後は，フィラデルフィアカラーが処方され（約3週間固定），装着下で活動度を上げていく。術後に脊髄症状の改善を認めても，臥位では頚椎に重力が加わっていないため，lordosisは発生しない。座位・立位へと重力下に活動度を上げることで，重力が加わり再度脊髄症状が発生することがある。

MRI所見において頚部内側筋群の萎縮・線維化が著明な対象者に多く，高齢者によく認められる（図2）。その場合，カラー装着期間を1週間程度延ばす配慮が必要となる。

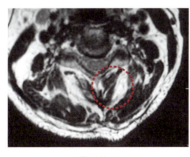 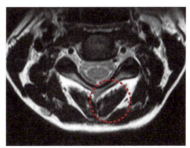

萎縮著明　　　　　　　　　　　正常

→ 予後不良が多い
　前弯角度が増強している対象者が多い

図2 固有背筋（いわゆる脊柱起立筋）のMRI像

2) 胸郭，肩甲胸郭関節への対応

活動度が低い状態では，肩甲胸郭関節を含めた胸郭も硬化しやすい。そのため，必要に応じて体幹・肩甲胸郭関節筋群の柔軟性は確保しておくべきである。治療対象は，体幹・肩甲胸郭関節筋群となる。

Check!! 体幹の項（➡ 57頁），肩甲胸郭関節の項（➡ 62頁）

3) 軸性疼痛への対応

カラーを外した後の問題として，軸性疼痛があげられる。軸性疼痛は「術後，頚部から背部にかけて生じる強い疼痛」と定義されるが，その原因は明らかにされていない。術中，C2～7に椎弓形成（特にC2）を行った場合，発生率が高いとされている。C2～7には頚椎間支持機構，頚椎－肩甲骨支持機構の筋群が付着する。術中，それらの筋群はいったん剥離され，術後再縫着される。しかし，術者の技術力や縫合時，筋に加わる緊張程度が異なる場合，筋機能の回復がうまくいかず，その部位の緊張増加を招くこととなる。そのためリハでは，術後それらの筋群になるべく伸張ストレスを与えないように日常生活を送ることを指導しなければならない。

重要なのは，姿勢指導を含めた上肢の免荷方法である。机上での動作（食事動作など）を行う際，上肢の操作位置が下方すぎると，体幹，頚椎屈曲運動が生じ，後方筋群に伸張ストレスが加わる。歩行時には上肢は下垂しており，肩甲骨を介して頚椎には常にストレスが加わっている。そのため，休息時などには上肢を少し高い場所に置き，免荷させることを指導すると活動－休息バランスを確保できる。これらに留意すれば，カラーを外した後も軸性疼痛の発生は減少する。

2 頚椎症性神経根症

椎間孔に生じた頚椎症性変化による神経根への圧迫病変の結果，根の支配野に生じる疼痛・運動麻痺・知覚障害をきたした状態をいう（図3）。本症では，軸症状（axial symptom：項頚部痛，背部痛）に加え，単一神経根の支配領域の根症状（radical symptom：上肢痛，しびれ，筋力低下）が上肢に生じる。多くは，主訴として片側性の疼痛を訴え，来院する。脊髄症に比べて予後は比較的良好であり，保存的治療が有効であるとの認識が一般的である。しかし，MRIなどの画像診断技術の進歩に伴い，早期に外科的治療を選択する場合も増加しつつある。外科的治療により椎間孔拡大術が行われた場合，手術侵襲後の炎症症状により椎間孔に腫脹が生じ，術後，症状が増悪する場合もある。その場合，なるべく疼痛回避肢位により炎症症状が消退していくのを待つことが望まれる（図4）。

初期症状として，頚腕痛・知覚障害（しびれ）・根性痛を呈する場合が多く，初期に上肢の脱力を訴える場合は少ない。脊髄症同様，高位診断（表1）[2]は自覚症状（項頚部痛，上肢痛，手指のしびれ），他覚症状（筋力，深部腱反射，感覚障害）より判別していくとほぼ一致する。その際，本疾患の場合は，スパーリングテスト（椎間孔圧迫テスト）がスクリーニングテストとして有効である（図5）。頚椎に側屈後屈を加え，また椎間孔に他動的に圧迫を加え，上肢放散痛の再現について確認するテストである。

リハ治療は，椎間孔での神経圧迫障害を改善させたうえで，頚椎から上肢までの神経滑走

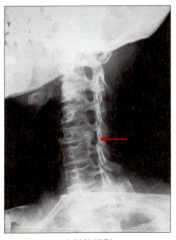

左斜位撮影

図3 X線写真による椎間孔の異常所見

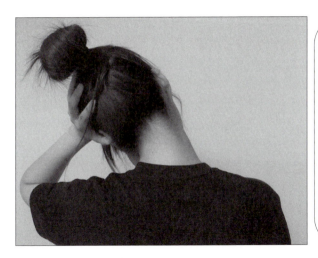

頚椎を健側方向に側屈

↓

頚部前屈し，上肢で頭部を支える

↓

椎間孔が軽度拡大されるため，神経根の圧迫が軽減される

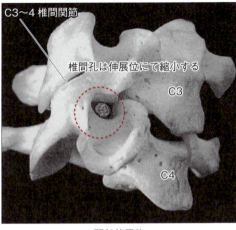

頚部伸展位

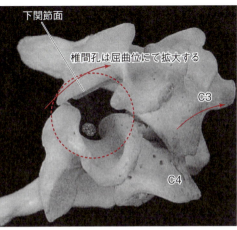

頚部屈曲位

図4 抑制肢位（疼痛回避肢位）
屈曲時，椎間関節運動により椎間孔が拡大される。

表1 頚椎症性神経根症における障害神経根の診断指標

	C5	C6	C7	C8
項頚部痛	肩甲上部	肩甲上部	肩甲間部/肩甲骨部	肩甲間部/肩甲骨部
上肢痛	なし/上腕外側	上肢外側	上肢後側	上肢内側
指のしびれと知覚障害	なし	母指	示指/中指	小指
筋力低下	三角筋 (上腕二頭筋)	(三角筋) 上腕二頭筋	上腕三頭筋	(上腕三頭筋) 手内在筋
腱反射低下	上腕二頭筋	上腕二頭筋	上腕三頭筋	上腕三頭筋

〔田中靖久:頚部神経根症と頚部脊髄症の診断 特徴的症候と高位診断. MB Orthop 16(8):13-20, 2003 より〕

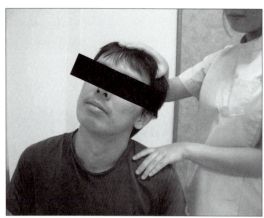
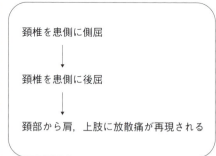

頚椎を患側に側屈
↓
頚椎を患側に後屈
↓
頚部から肩,上肢に放散痛が再現される

図5 スパーリングテスト(椎間孔圧迫テスト)

を改善することが重要となる。多くの対象者が保存療法で寛解することもあり,リハ治療の重要性が伺える。

治療プログラム

神経根に圧迫が加わることにより,根症状のほかに責任髄節レベルと1つ下位レベルの椎間関節内圧・脊柱起立筋(特に内側筋)の緊張が増加する(図6)[3]。椎間関節可動域を制限させることで,神経に過剰な伸張刺激を加えないようにするための生体防御反応であるといえる。

治療はまず,上肢レベルでの神経滑走を促し,その後,頚椎アライメントを改善させることから始める。

1) 上肢外転での神経滑走

通過障害(五十肩など)の場合,挙上により疼痛が誘発されるのに対し,頚椎由来の症状の場合,上肢外転により神経根は緩んでいくので症状は緩和する。

まず,側臥位にて上肢を外転させ,挙上により症状が緩和し,下制による神経牽引で症状が増悪するか確認する。下制により放散痛などの症状が誘発される場合,症状が発現する角度で再度挙上させる動作を繰り返すことで神経の滑走を促す。

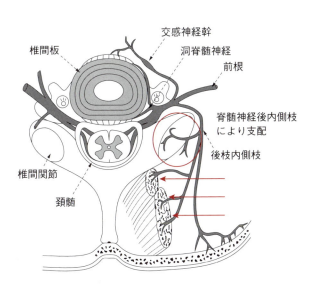
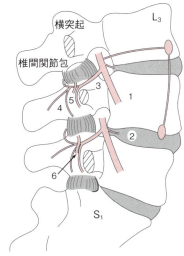

1：前枝，2：前枝から椎間板への枝
3：後枝，4：後枝内側枝
5：後枝外側枝，6：乳様副靱帯

図6　椎間関節を支配する神経メカニズム
内側枝は，乳様副靱帯に第1の枝を送ったのち，多裂筋と椎間関節包(同一レベルとひとつ下位レベル)を支配する。
〔山下敏彦，他：関節の神経分布と関節痛椎間関節の神経支配と感覚受容器の分布．関節外科16(8)：965-970，1997より〕

2) 頚椎アライメントの治療

　　治療対象は，帽状腱膜となる。柔軟性の獲得により頚椎アライメントが改善することで，項頚部痛は改善することが多い。改善が得られれば，次に肩甲帯の治療を行う。特に肩甲骨上角部，内側縁の可動性が低下しやすく，痛みが発生しやすい。

　　椎間関節と肩甲挙筋が起始する横突起は近接している(図7)。椎間関節に生じた炎症細胞が横突起に浸潤すれば，肩甲挙筋にも同様の症状が表れる。結果，上角部の関節内圧は上昇し，痛みが発生する。

　　内側縁に関しては，脊柱起立筋の緊張が増すことにより椎弓・棘突起部の筋付着部圧が増加する。棘突起から起始する菱形筋もその影響から緊張増加しやすい。特に大菱形筋がC6〜7より起始することから影響を受けやすい。

Check!! 帽状腱膜の項(➡ 48頁)

3) 肩甲骨上角・内側縁部の治療

　　治療対象は，肩甲胸郭関節中間層に位置する肩甲挙筋と大・小菱形筋となる。

　　これらの筋の緊張が緩和すれば，椎間関節・頚部内側筋群も緩みやすく，症状軽減が期待できる。改善が認められれば，肩甲胸郭関節深層に位置する前鋸筋の治療を行う。

Check!! 肩甲挙筋，大・小菱形筋の項(➡ 62頁)

4) 肩甲胸郭関節深層筋(前鋸筋)の治療

　　治療対象は，前鋸筋中部・下部線維となる。この治療で肩甲胸郭関節機能が改善し，頚-上肢間をつなぐ肩甲骨部での神経滑走が安定する。

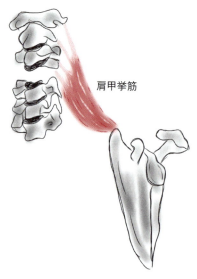

図7　肩甲挙筋起始と椎間関節との関係
肩甲挙筋は，横突起から起始しており，椎間関節と隣接している。椎間関節に炎症症状が惹起された場合，炎症細胞が周囲に浸潤すると横突起に起始をもつ肩甲挙筋も一時的に機能不全に陥ることとなる。

　1)～4)の治療により症状がほぼ改善するケースが多い。主訴が残った場合，必要があれば頚椎椎間関節に直接治療を加え，さらなる改善を求める。

Check!!　前鋸筋中部線維の項(➡ 71頁)，前鋸筋下部線維の項(➡ 72頁)

5) 頚椎椎間可動域の治療

　治療対象は，頚部椎後筋群となる。

Check!!　頚部椎後筋群の項(➡ 49頁)

3　胸郭出口症候群

　胸郭出口部で生じる絞扼性神経障害であり，神経性・動脈性・静脈性に症状を分別できる。多くは神経症状を呈する。圧迫型と牽引型に分けられ，なで肩の女性に多く発症する。牽引型が多い。圧迫型は斜角筋症候群(前中斜角筋が関与する)ともいわれ，いかり肩をした男性に発生頻度が高い。

　前中斜角筋が短縮したり，緊張異常を起こすことにより，腕神経叢や鎖骨下動脈を圧迫してしまうことが症状発現の原因である。外科的治療対象となるのは圧迫型のみなので，牽引型の対象者の多くはこの症状と長く付き合っていくことを余儀なくされる。

治療プログラム

　牽引型の場合，以下の1)と2)の治療が中心となる。しかし，その治療のみでは症状の根治は難しく，対象者は1)と2)の治療をもとにしたトレーニングの継続が必要となる。自主

トレーニングでは，水泳などの全身運動による姿勢アライメントの修正が求められる．圧迫型の場合，斜角筋に対する治療が行われる．

Check!! 斜角筋の項(➡ 55 頁)

1) 肩甲胸郭関節筋群の機能訓練

対象者は，いわゆるなで肩・猫背肢位で翼状肩甲を呈している．翼状肩甲は，僧帽筋や広背筋が作用しづらいアライメントとなっており，背面の姿勢調整筋機能が働かない状態となっている．

筆者は，まず表層筋である僧帽筋・広背筋を機能させ，そのうえで前鋸筋機能訓練により肩甲帯アライメントを整えていくことが重要と考えている．

僧帽筋の治療を行う際，三角筋後部線維の過緊張によりうまく肩甲骨運動を誘導できないことがある．その場合，まず三角筋の緊張を抑制しながら肩甲骨運動を誘導することが必要となる．

Check!! 僧帽筋の項(➡ 64 頁)，広背筋の項(➡ 67 頁)

2) 肩鎖関節・胸鎖関節に対する治療

上肢挙上により症状が出現することから日常的に挙上を行わなくなる傾向にあり，その場合，肩鎖関節・胸鎖関節を含め鎖骨の可動生が低下している対象者を認める．鎖骨の可動生が低下すれば挙上時に鎖骨下での牽引症状を誘発しやすくなる．そのため，肩鎖関節・胸鎖関節の柔軟性を改善することが望ましい．治療対象は，肩鎖関節・胸鎖関節となる．

Check!! 肩鎖関節・胸鎖関節の牽引治療の項(➡ 73 頁)

● 文献
1) 国分正一：頚椎症性脊髄症における責任椎間高位の神経学的診断．臨整外 19：417-424，1984
2) 田中靖久：頚部神経根症と頚部脊髄症の診断 特徴的症候と高位診断．MB Orthop 16(8)：13-20，2003
3) 山下敏彦，他：関節の神経分布と関節痛 椎間関節の神経支配と感覚受容体の分布．関節外科 16(8)：965-970，1997

B 肩関節

1 腱板断裂(保存療法例)

　腱板とは，上腕骨頭につく棘上筋・棘下筋・肩甲下筋・小円筋の4筋腱部を指し，この腱板に損傷が生じたものを腱板断裂・損傷という。断裂・損傷を起こすのは，圧倒的に棘上筋・棘下筋が多く，リハ治療対象となるのも本筋群の損傷後となる。なかでも，上肢挙上に大きく関与する棘上筋の損傷が多い。人間は，もともと四つ這い移動であり，上肢を挙上する機能はなかったはずである。それが立位をとり，上肢使用を始めたことにより，挙上という運動概念が生まれたと考えられる。つまり，もともと人間には上肢挙上筋は存在せず，進化の過程で必要に応じて発達出現してきたものといえる。その部位から，三角筋由来と考えると理に適う。よって，強固な筋であるとは考えづらく，上腕を常に引き上げるよう(抗重力位)に存在していることから損傷を受けやすいといえる。

　また，棘上筋腱が作用し上肢挙上しやすいように，肩峰(骨性要素)とその直下には，肩峰下滑液包が存在している。挙上時，棘上筋筋腹が大結節を持ち上げる際に腱部の滑りを行いやすくするためと思われる(図1)。しかし，肩峰下滑液包が人体で最も大きい滑液包であることからもわかるように，そこにかかるストレスも非常に大きい。外傷や退行変性による棘上筋出力の低下は，肩峰下滑液包との摩擦摩耗を生じ，炎症症状を惹起する要因となりうる。炎症症状消退後，棘上筋-肩峰下滑液包間の癒着瘢痕形成により重篤な可動域制限をきたすこととなる。結果，大結節が肩峰下を通り抜ける運動軌跡が妨げられ，痛みによる可動

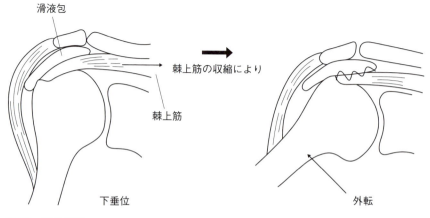

図1　滑動機構
滑液包そのものには滑走能力はなく，滑液包壁の上面，下面に存在する滑膜と脂肪組織がキャタピラを転がすように移動する。
その力源となるのは腱板筋の筋収縮力である。

域制限の発生につながっていく（肩峰下インピンジメント）。

　問題となるのは，インピンジメントによる疼痛と可動域制限である．この両者の関係を解釈し，治療プログラムを構築していくことが重要である．

治療プログラム

　まずは，以下に述べる1）〜4）の治療により，インピンジメントにより生じている疼痛を改善させる必要がある．初診時，夜間時痛が生じている場合，まずそれに対する治療（➡19頁）を行っておくことが望ましい．インピンジメントが解消されれば，その後は対象者のニーズに沿った治療が必要となる．結帯動作などの動作獲得を望む場合は，棘上筋伸張操作（女性に多い），さらなる可動域の拡大を望んだ場合は，関節包靱帯牽引治療（男性に多い）を行う．最終可動域の獲得には，腱板疎部への治療が必要となる．

　自主トレーニングのメニューについて質問されることが多い．筆者は，日常生活動作（activities of daily living；ADL）・家事については基本的には制限せず，作業後に痛みを感じ，休憩（一時間くらい経過）しても痛みが緩和されない場合はオーバーワークと考えたほうがよいとの助言を行っている．次回からは作業量を減らし，休憩後に痛みが緩和されていれば問題ないので，自主トレーニングを継続してもよいと指導している．

1）アウターマッスル（三角筋，大胸筋）の緊張抑制

　拘縮肩の治療で重要なのは，腱板筋の柔軟性を改善させることである．しかし，治療開始時，障害側のアウターマッスルは高緊張となっていることが多い．その状態では，深層に存在する腱板筋への治療はうまく行えない．また，アウターマッスルの高緊張は，上腕骨アライメント不良（上腕骨内転・挙上位）を招く．結果，インナーマッスルは，上腕骨アライメント不良により，働きづらい肢位に置かれてしまうこととなる（図2）．

　アウターマッスルの緊張を抑制することは，インナーマッスルの筋アライメントを整え，働きやすいアライメントに改善させることにつながる．

Check!!　三角筋の項（➡76頁），大胸筋の項（➡79頁）

2）下方組織（大円筋）に対する治療

　挙上に伴う上腕骨頭の下降スペースを確保することが治療目標であり（図3），治療対象は大円筋となる．治療操作により，約110°までの挙上が可能となることが多い．それ以上は，上腕骨頭が後下方へと下降していくため，次に述べる後下方組織への治療が必要となる．注意すべきことは，上腕骨頭が下降できるスペースが生じ，結果として疼痛が軽減しているだけということである．根本的治療（断裂の多くは棘上筋・棘下筋）は行われていないという点を忘れてはならない．

　筋肉治療の際に重要なのは，収縮持続時間のコントロールである．対象者が挙上位でADL作業（洗濯物を干す，棚の上の物をとるなど）を行う場合，作業中は筋肉が持続的に収縮していなければいけない．作業中に大円筋の収縮が失われてしまえば，上腕骨頭は上昇し，肩峰下での疼痛を誘発してしまう．収縮を促す際は収縮持続時間を変化させ，そのADL作業に必要な時間の筋収縮を促していくことが必要となる．

Check!!　大円筋の項（➡82頁）

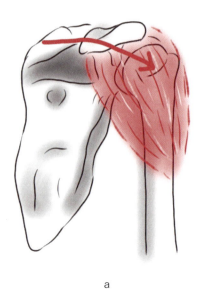 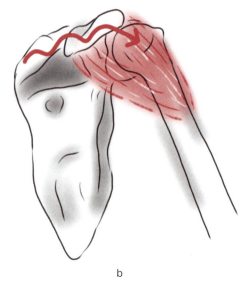

図2 アウターマッスルの過緊張による腱板筋群への影響
a：アウターマッスルの緊張が正常：腱板筋のアライメントは正常である。
b：アウターマッスルの高緊張：腱板筋のアライメントは乱れ，作用しづらい状態である。

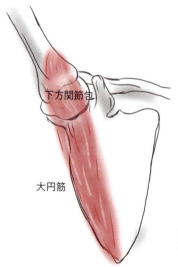

図3 下方関節包と大円筋の関係
大円筋は，下方関節包に直接連結しない。しかし，大円筋が短縮や緊張異常を起こすと下方関節包の伸張を妨げ，上腕骨頭の動きを妨げる要因となりうる。

3) 後下方組織（棘下筋）に対する治療

　下方組織への治療に続き，挙上に伴い上腕骨頭が後下方に下がるスペースを確保するための治療となる。治療対象は棘下筋となり，この部位を治療することにより約115°までの挙上が可能となる。
　また，後下方組織の伸張性が増加することで，3rd position（肩屈曲90°・肘屈曲90°位）での回旋角度が拡大する。

Check!! 棘下筋の項（➡ 90頁）

4）上方組織（棘上筋近位線維）に対する治療

post-rotational glide を獲得するための治療となる。治療対象は棘上筋となり，この治療を行うことで他動屈曲は120°を超え，肩峰下でのインピンジメントが改善し，疼痛はほぼ消失する。また，大結節が肩峰下を通過するため，挙上位での外旋角度〔2nd position（肩外転90°・肘屈曲90°位）〕が拡大し，結髪動作が可能となる。

この部位の治療においては，肩峰下滑液包との滑り機構（滑動機構，gliding mechanism）の改善が重要となる。

Check!! 棘上筋近位線維の項（➡ 86 頁）

5）上方組織（棘上筋伸張操作）に対する治療

結帯動作を獲得するための治療となる。治療の目的は，棘上筋を伸張することにより内転・内旋角度を拡大することである。

結帯動作は，エプロンや下着，ズボンを引き上げる動作に必要な動きである。そのため，女性のニーズが高い。ADL 遂行時には，肩甲胸郭関節，前腕回内の代償動作を加えて左右差軽減をめざすことが望ましい。

Check!! 棘上筋の伸張操作の項（➡ 89 頁）

6）関節包靱帯に対する治療（関節包靱帯牽引治療）

インピンジメントが改善されれば疼痛は軽減し，挙上位での ADL が可能となる。問題は，軟部組織の短縮が原因となっている可動域制限が多いことである。その制限を改善させる治療としては，関節包靱帯の牽引治療があげられる。

挙上制限を生じている部位は主に下方・後下方組織が多いので，そこに対する治療が重要である。

Check!! 関節包靱帯の牽引治療の項（➡ 98 頁）

7）前上方組織（腱板疎部，烏口上腕靱帯）に対する治療

炎症症状により，腱板疎部（rotator interval capsule；RIC）と烏口上腕靱帯が癒着し，最終挙上可動域と下垂位での外旋角度が制限された際に行う。治療は，伸展・外旋を加え，伸張性を拡大していく。

あくまでも靱帯に対する治療なので，筋への治療は必ず終わらせていることが重要である。筋の硬化を残したままで，この治療を行っても効果は得られにくい。

Check!! RIC の項（➡ 95 頁）

2　上腕骨頸部骨折（髄内釘固定術術後例）

頸部骨折は，骨片部を骨頭・大結節・小結節・骨幹部の 4 パーツに分け，その分離度によって分類された Neer 分類（図 4）[1]がよく使用される。骨片の転位が 1 cm 以上あるいは 45°以上あれば転位あり，それ以下を転位なしとし，2～4 パーツまで分類される。近年では，重篤な拘縮を回避するため，分類にかかわらず，強固な外科的治療による早期運動療法が推奨されている。しかし，それでも満足のいく術後成績を収めているとは言いがたい。理由は，術

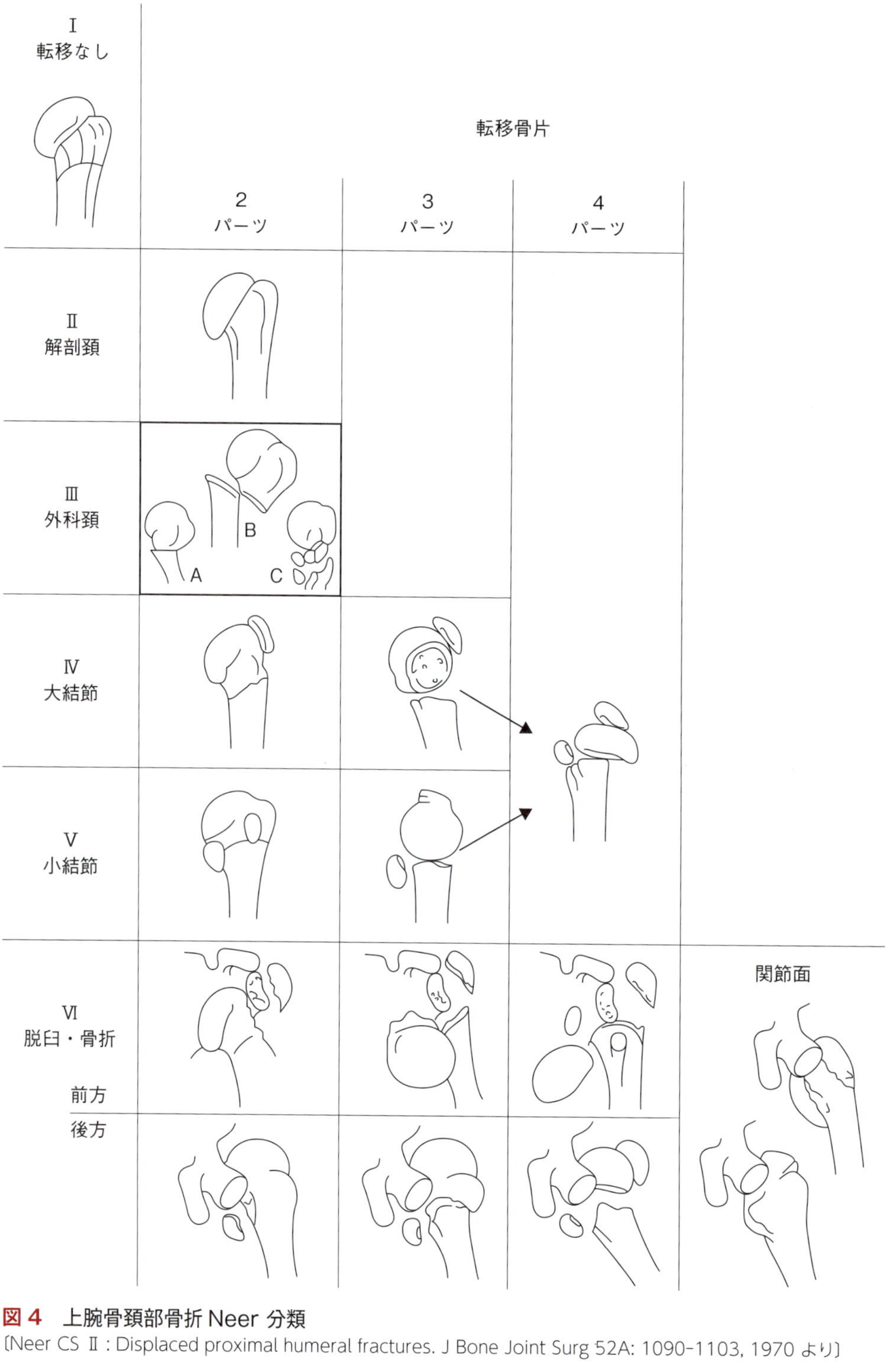

図4 上腕骨頸部骨折 Neer 分類
〔Neer CS Ⅱ : Displaced proximal humeral fractures. J Bone Joint Surg 52A: 1090-1103, 1970 より〕

後に生じる重度拘縮である．つまり，本疾患の重要なリハポイントは，早期可動域獲得といえる．なぜなら，強固な固定術式となるため，術後，炎症症状による激しい疼痛と組織間癒着が著しいからである．それを回避するためには，安静位保持（三角巾による）の徹底による疼痛コントロールと，癒着変性が始まる術後2週間までの治療が勝負となる．

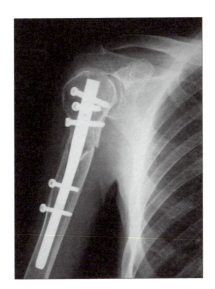

図5 上腕骨頚部骨折後の髄内釘固定術

治療プログラム

　術直後は，手術侵襲（髄内釘挿入）（図5）による①肩峰下滑液包炎・腱板炎の惹起，②肩甲帯アライメント不良（疼痛回避のため）による疼痛（腱板筋回旋ストレスの発生による）と緊張亢進が問題となる．炎症症状消失後は，①による軟部組織間の癒着や瘢痕化（特に滑液包と棘上筋）による拘縮が問題となる．拘縮が完成した後のリハは難渋することが多く，思うような治療成績は獲得しづらい．そのため，リハ治療は，①による癒着や瘢痕化を防ぐ（実際は最小限に留める）ことと肩甲帯アライメントを早期に改善することが重要である．

　そこで，早期運動療法による supple joint（可動域制限の生じていない関節）の獲得が大きな治療のポイントとなる．獲得のためには，術後2週までが最も重要な期間と考え，治療に臨む必要がある．必須となる治療技術は，以下に述べる1）〜3）である．肩峰上腕骨頭間距離（acromio humeral interval；AHI）を確保するための治療となる．

　supple joint を獲得しておけば，その後は，腱板筋出力の治療（自動運動を含めた筋力増強訓練）を行い，いわゆる lag（他動可動域と自動可動域の差，原因は筋出力の低下となる）の消失をめざしていけばよい．筆者は，2パーツ，また3パーツの骨折ともに，術後10〜12日で他動屈曲120°（肩甲上腕関節での可動性）を目標としている．lag の消失は，2パーツ骨折で1か月半〜2か月，3パーツ骨折で2か月半〜3か月を目標に実行している．

1）三角巾固定を用いた良肢位保持（→ 動画34 参照）

　術直後の炎症による疼痛は，リハ治療では軽減できない．その時期に可能なことは，炎症症状が軽減してくる頃までに，治療しやすい状態をつくっておくことである．

　適切に三角巾を巻くことは，腱板筋群（特に棘上筋）への回旋ストレスを軽減させることにつながるので，疼痛を緩和させるためには必須といえる．しかし三角巾は，動きに伴いズレが生じやすい．そのため筆者は，対象者の入院期間中にリハ室へ2〜3回来室してもらい，その都度，三角巾の巻き直しを行っている．

2) biceps tendon effect

　上腕骨頭を下制させ，AHI を確保するために行う治療となる。術後，腱板筋群は髄内釘挿入による損傷のため安静が必要となるが，上腕二頭筋腱は特にダメージがなく滑走させることが可能である。結節間溝を通過する上腕二頭筋長頭腱を肘屈曲運動により滑走させることで，上腕骨頭を下制させることができる。

　留意すべき点は，短頭の緊張が高い状態で行うと長頭の滑走が得られず，上腕骨頭に作用しないため，長頭に収縮が入るように前腕長軸上に上腕を一致させることである。

Check!!　上腕二頭筋の項（➡ 105 頁）

3) stooping exercise（➡ 動画33 参照）

　大結節を肩峰下に通すことを目的とした治療法である。術後，炎症症状が消失し，組織の癒着形成が始まる 10～14 日くらいから開始することが望ましい。他動的に大結節が肩峰下を通過することができるので，肩甲上腕関節の可動性（120°）は獲得される。

　この治療が成功すれば，通過障害に悩まされることはなくなる。その後の治療は，いわゆる腱板筋出力を目的とした筋機能訓練が主となる。

4) 腱板筋協調機能訓練

　直接損傷を受ける腱板筋は，棘上筋となるが，その他の腱板も機能低下が生じている。そこで，腱板筋協調機能訓練を行う。臥位では，両手棒上げ，キャンディーボールセルフキャッチボールなど，座位では，壁伝い運動などがある。

5) 拘縮治療

　早期運動療法が行えなかった場合やうまくいかなかった場合，上方組織の癒着瘢痕化により重度の拘縮が発生する。その場合，拘縮肩の治療手順に沿って治療すべきである。

3 外傷性肩関節脱臼

　外傷性肩関節脱臼は，外傷が起点となり発生する脱臼を指す。初回発生から 1 年以内に再度脱臼を起こすと，いわゆる反復性肩関節脱臼（3 回以上脱臼を起こした状態）に移行しやすい。リハ治療は，再脱臼を起こさせないように運動指導することと，脱臼により生じた前下方組織（前下方関節包，MGHL-AIGHL，肩甲下筋）由来となる可動域制限〔2nd external rotation（外旋角度），背回し〕と筋出力を改善させることが重要となる。焦って可動域訓練を行うと，再脱臼の可能性を高めるほか，挙上位での不安定性を発生させる要因となるので留意が必要である。

治療プログラム

　整復後，三角巾固定を 3 週間行う。その後，他動運動から始めて，自動運動，筋力増強訓練に移行していく。三角巾を外した後の他動運動は，まず内側路を中心として行い，外旋角度は増大させないように留意する。挙上位での外旋訓練（2nd position）は危険なため，下垂

位での外旋から始めることが望ましい．

1） 三角巾固定を用いた良肢位保持（→ 動画34 参照）

整復後，外科的治療後の三角巾固定とは目的が異なり，組織修復がなされるまで固定する．基本的には整復後に関節運動が可能となるので，若年層になればなるほど，固定による歯痒さから，自宅では三角巾を外すなどし，来院時のみ固定していることもある．固定の重要性を指導することはもちろん，十分な固定をしていない兆しがあれば固定期間をあえて1週間延期するといったことを考慮する必要もある．

2） 2nd position 外旋可動域訓練

治療対象は，肩甲下筋となる．肩甲下筋の筋出力が低下した状態で lag が発生してしまうと，挙上時に脱臼不安感，いわゆる instability が残存した状態となるので留意が必要である．肩甲下筋下方線維と MGHL～AIGHL の伸張が必要となる．

治療開始時は，肩甲下筋表層に存在する大胸筋の緊張が高く，緊張由来の可動域制限が発生している．そのため，大胸筋を抑制しながら肩甲下筋の筋出力を誘発していく必要がある．肩甲下筋の出力増大により大胸筋の緊張も低下しやすくなる．

治療順序は，1st 内旋（肩甲下筋上方線維出力増大）→ 2nd 内旋（肩甲下筋下方線維出力増大）→ 2nd 外旋可動域改善（肩甲下筋下方線維伸張）→ LOT（lift-off test）肢位での内旋運動（肩甲下筋深層線維出力増大・伸張）が望ましい．

Check!! 肩甲下筋の項（→ 93頁）

3） 腱板筋協調機能訓練

直接損傷を受ける腱板筋は肩甲下筋のみであるが，その他の腱板も機能低下を生じている．そのため，腱板筋協調機能訓練を行う．臥位では，両手棒上げ，キャンディーボールセルフキャッチボールなど，座位では，壁伝い運動などがある．

4） 拘縮治療

早期運動療法を行うことができなかった場合など，拘縮が生じた場合は，拘縮肩の治療順序に沿って治療すべきである．

4 脳血管障害後に生じる肩関節痛

脳血管障害後，肩関節痛を生じる対象者をよく経験する．その治療や病態の解釈に難渋することは多く，ADL 獲得をめざす際に大きな阻害因子となりうる．疼痛は可動域制限が原因となっているので，早期発見・治療が重要となる．可動域制限の要因を，麻痺の程度・疼痛の生じた時期などから考察し，治療にあたる必要がある．重要なのは，疼痛を長期化しないことであり，その原因となる可動域制限を早期に改善させることである．なるべく疼痛を訴えたその日に改善させることが望ましい．

治療プログラム

　疼痛の原因を解釈するためには，麻痺の程度が，①重度の場合（ブルンストロームステージⅠ・Ⅱ），②中度から軽度の場合（ブルンストロームステージⅢ以上）に分けて考えなければならない。なぜなら，麻痺の程度により疼痛の原因が異なることが多いからである。重度の疼痛は急性期に生じることが多い。筋緊張は低く，高次脳機能障害（注意障害，半側空間無視）を呈し，ベッド上肢位は，患側管理を含め，ポジショニングが不良となっていることが多い。疼痛が残存したままでは，連合反応を増強させ，その後の姿勢やADL能力に悪影響を及ぼすので早期の対応が必要となる。中～軽度の疼痛は，治療経過中に痛みが生じることが多い。動作時の過剰努力により，筋緊張が高くなり（痙性），痙性による可動域制限が生じている対象者に多い。

　また，疼痛解釈の際に重要なのが亜脱臼である。片麻痺により，腱板筋群などの骨頭求心位保持機能をもつ筋群が麻痺することにより亜脱臼が発生する。求心位保持力の低下は，動作時痛を発生させる要因となる。亜脱臼は，麻痺が重度であれば重度であり，麻痺が軽度であれば軽度といったように，麻痺の程度と比例する。

　しかし，痛みを有する対象者は，亜脱臼と麻痺の程度が比例しないことが多く，肩甲帯－上腕骨アライメント（主に肩甲骨アライメント）の乱れが原因となっている。つまり，肩峰上腕骨頭間距離が縮小している状態となり，挙上時に肩峰下での疼痛が誘発される。麻痺が軽度であれば，肩甲帯アライメントを整え，骨頭求心位保持に作用する腱板筋群も治療により賦活されてくるので，肩関節機能の改善により疼痛を改善させることができる。対して，麻痺が重度の場合，腱板筋群の賦活は難しいため，求心位保持機能効果は期待できない。そのため，肩甲帯アライメントを整え，肩峰上腕骨頭間距離を確保することが治療の中心となる。疼痛は肩峰下での痛みとなるので，大結節が肩峰にあたらなければ痛みは誘発されない。麻痺が重度の対象者に生じた痛みの場合，以下に述べる1）と2）のアプローチとベッド上でのポジショニングにより痛みは消失することがほとんどである。

1）頭部コントロール

　治療対象は帽状腱膜である。帽状腱膜は，全身の緊張を整える役割をもつ。特に側頭筋への分化は，顎関節の運動につながり，この時期に開始する食事動作訓練の咀嚼機能に大きく関与してくる。また，right neck tractionを呈する半側空間無視症例の頭部アライメントも修正しやすくなり，左側への注意の促しも可能となってくるので，半側空間無視症例に対する治療に大きな役割を果たす。左側注意の喚起により患側管理能力も改善しやすくなるので，ベッド上ポジショニングも行いやすくなる。

Check!! 帽状腱膜の項（➡ 48頁）

2）胸郭－腹部緊張コントロール

　治療対象は，胸鎖乳突筋・腹横筋・胸横筋・外内腹斜筋である。特に胸鎖乳突筋－胸横筋（胸郭可動性拡大）－腹横筋・外内腹斜筋（横隔膜運動改善）－腸腰筋の賦活による股関節運動改善が順序的に必要となる。臥位で行える治療なので，急性期のベッドサイドでも十分行える。呼吸のタイミングを整えられ，排痰も楽に行えるようになる。腹部・胸郭の安定性が高まることにより，体幹筋緊張が整いやすくなり，座位保持能力を獲得しやすくなる。

治療経過中に痛みが出現してくる対象者の場合，痙性による可動域制限の改善が治療の中心となる．治療は，①痙性の発現を抑制させていく動作訓練，②痙性により生じている可動域制限を改善させる訓練があげられる．筆者は，肩甲骨の下制・後退，上腕骨の内旋・内転方向への痙性が高い対象者が痛みを発現しやすい傾向にあると考え，基本的には深層筋への治療ではなく，表層筋の治療を行っている．姿勢の調整に関与する筋および肩甲胸郭関節筋群の柔軟性を増大させ，体幹から上肢にかけての可動性を獲得することが重要となる．

Check!! 胸鎖乳突筋の項(➡ 54 頁)，胸横筋の項(➡ 57 頁)，腹横筋の項(➡ 58 頁)，外・内腹斜筋の項(➡ 60 頁)

3) 肩表層筋群に対する治療

治療対象は，三角筋・大胸筋となる．

Check!! 三角筋の項(➡ 76 頁)，大胸筋の項(➡ 79 頁)

4) 肩甲胸郭筋群(中間層)への治療

治療対象は，広背筋・肩甲挙筋・菱形筋となる．特に広背筋の緊張が高いと，体幹伸展を誘発してしまい，いわゆる伸展パターンによる動作が出現してしまう．また，肩甲骨は下制位に固定してしまい，肩可動域制限の原因となる．広背筋の緊張を整え，肩甲挙筋・菱形筋の柔軟性を獲得することで，肩甲胸郭関節の可動性が拡大するので痛みを軽減させることが可能となる．

Check!! 肩甲挙筋，大・小菱形筋の項(➡ 62 頁)，広背筋の項(➡ 67 頁)

5) 肩甲胸郭筋群(深層)に対する治療

治療対象は前鋸筋となる．可動域制限の因子は，拘縮ではなく，痙性による可動域制限なので，その場で改善することが多い．可動域制限の長期化は炎症症状を惹起しやすくしてしまう．炎症症状が惹起すれば治療は長期化するので，なるべく早期の改善を目標とすべきである．筆者は必ず，治療日に疼痛を改善させることとしている．

Check!! 前鋸筋の項(➡ 69 頁)

5 夜間時痛

夜間時痛を伴う有痛性肩関節疾患の対象者は多く，その原因は，肩峰下内圧の上昇と考えられている．夜中から明け方にかけての気温や気圧の変化により，交感神経活動が高まることがその要因と考えられている．交感神経活動は，①アドレナリンなどの副腎骨髄質ホルモンの分泌の亢進，②末梢血管の収縮を促すことによる組織内虚血や酸素濃度・pHの低下，③痛覚線維の活動の増加といった作用がある．

肩峰下内圧が高まる角度は，大結節と肩峰が接している 90～120°といえる．可動域制限の存在しない健常人であれば，夜間に交感神経活動が高まっても，肩関節の肢位を変化させ，痛みの発生を防ぐことができる．しかし，肩峰下滑液包や腱板筋群が炎症により腫脹を起こしている状態(炎症症状)，腱板筋が痛みや緊張亢進により短縮位となっている状態(慢性症状)でいわゆる可動域制限を生じている場合，肩の肢位を自由に変化させることができ

ずに疼痛が発現する.

　急性症状による夜間時痛は，注射による治療が主となるが，慢性症状による夜間時痛は，リハによる治療が十分可能である．治療は，可動域の拡大により肩峰下内圧を下降させることが目的となるので，120°以上の挙上角度獲得もしくは90°以下の内転可動域の獲得となる．その際，挙上120°の理解は容易だが，90°以下の内転可動域獲得は少し理解しづらい．なぜなら，対象者の上肢は常に下垂位にあり，内転可動域に制限を認めないように見えるからである．しかし，対象者は，腱板損傷による痛みから，肩甲帯アライメントが崩れ，アウターマッスルの緊張が高くなり骨頭-関節窩の求心位保持が困難な状態となっている．つまり，上腕骨頭は，関節窩に対して挙上・外転位を呈していることとなり，内転可動域制限を発生していると想像できる．

治療方法

　治療は，骨頭求心位保持を促し，腱板筋群が作用しやすい肢位を獲得することが重要となる．求心位保持力そのものは腱板筋機能となるので，即座の改善は難しい．まずは求心位アライメントを整えることからはじめるとよい．そのために必要な治療は，肩甲帯アライメントの改善とアウターマッスルの緊張抑制による上肢アライメントの改善である．

1) 肩甲帯不良肢位の改善

　治療開始時，肩甲骨は挙上・前傾位を呈しており，前鋸筋（特に上方線維）-小胸筋-肩甲挙筋の緊張が亢進している．烏口上腕靱帯は，小胸筋腱の腱鞘組織とも考えられている．腱板筋群が炎症症状を惹起する際，炎症細胞がRICに及ぶことにより，二次的に影響を受けていると考えられる．小胸筋の付着部（第1, 2肋骨）を介して肩甲挙筋の緊張が高くなりやすい．

Check!! 肩甲挙筋の項(➡62頁)，前鋸筋上部線維の項(➡70頁)，RICの項(➡95頁)

2) アウターマッスル（三角筋，大胸筋）の緊張抑制

Check!! 腱板断裂の項(➡10頁)

3) 腱板筋治療（特に棘上筋遠位線維）

　上記1, 2)により求心位アライメントの改善を認めれば，腱板筋群への治療に入る．なかでも，大結節に大きく付着をもつことと内転方向への伸張性を認める棘上筋が治療の中心となる．また，下垂位での求心位保持に作用しなくてはいけないので棘上筋でも遠位線維の機能改善（近位線維は挙上位にて作用する）が特に必要となる．

Check!! 棘上筋近位線維の項(➡86頁)，棘上筋遠位線維の項(➡88頁)

● 文献
1) Neer CS Ⅱ: Displaced proximal humeral fractures. J Bone Joint Surg 52A: 1090-1103, 1970

C 肘関節

1 肘関節後方脱臼

　最も難渋するリハ治療の1つが，本疾患後の拘縮治療といえる。脱臼自体は，肘関節伸展位あるいは軽度屈曲位で手をついた場合に生じる。肘の過伸展によって，前方の関節包や上腕筋が断裂し，ついで外反力によって内側側副靱帯断裂が加わり，上腕骨滑車が鉤状突起を越えて脱臼が発生する（図1）。発生により，前・後関節構成支持機構はもちろん，内・外側側副靱帯も同時に損傷を受ける。

　不安定性の発生を危惧し，外科的治療が選択されるので，ギプス固定を余儀なくされる。

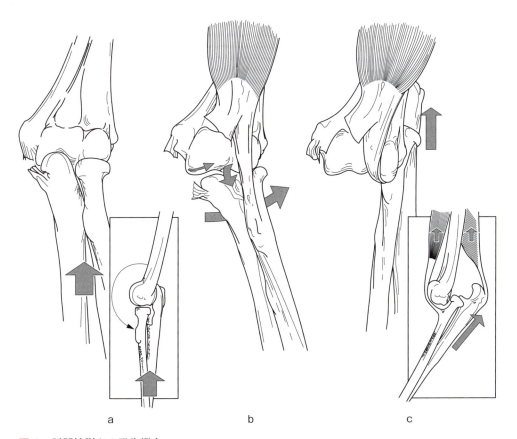

図1　肘関節脱臼の発生機序
a：肘伸展で手をつく。
b：外反矯正が加わり内側側副靱帯が断裂する。
c：腕尺関節が不安定性を起こし肘頭が後方に脱臼する。

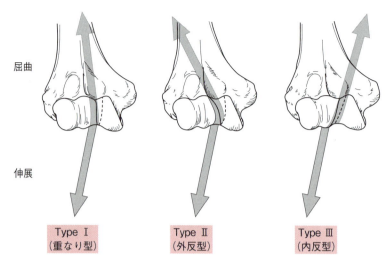

Type Ⅰ：上腕骨の長軸に対して一致した中心溝で，屈曲により前腕と上腕骨が一致する。
Type Ⅱ：中心溝が外反方向に走行し，屈曲により前腕は上腕骨の外側へ偏位する。
Type Ⅲ：Type Ⅱと逆に，上腕骨に対し内方へ偏位する。

図2　上腕骨滑車の形状の変化による肘屈曲方向の違い
〔Kapandji IA：The Phisiology of the Joints(vol. 1). E&S Livingstone, Edinburgh and London, 1970 より〕

　その固定中，腫脹によるコンパートメント症候群により，対象者は重度の疼痛に悩まされることとなる。疼痛がひどい状態では，アプローチもうまく行えず，たとえ早期に運動療法を開始しても重度拘縮を引き起こす結果となる。また，アプローチがうまく行えない理由として，腕尺関節は蝶番関節であり，自由度が低いことがあげられる。そのため，行えるアプローチが限られる。

　自由度が高い肩関節などとは異なり，腕尺関節自体，治療はほぼ肘屈曲伸展のみしか行えない。前後支持機構は完全に破綻した状態であり，多くの場合，屈曲85°，伸展−65°くらいでの治療開始が多い。つまり，治療で使える可動範囲は20°となる。関節運動が行えなければ，関節受容覚も刺激できず，筋出力が誘発しづらい。これらの理由により，思うような治療が展開できない。

　筆者は，上腕骨滑車の形状による肘屈伸運動を健側と同様にし，なるべく個々人に合わせた肘運動を行い，痛みを最小限に留めるよう留意している（**図2**）[1]。

治療プログラム

　まず，優先して行わなければいけないのは，コンパートメント症候群を改善させ，疼痛を軽減させることである。術後早期には，三角巾を用いたアライメント保持に努め，疼痛を最小限に抑える努力をしなければいけない。

Check!!　上腕筋の項（➡103頁），上腕三頭筋の項（➡106頁）

1）三角巾を用いたアライメント保持（➡ 動画34 参照）

　固定2週後より肘関節屈曲・伸展，3週で回内外運動が可能となる。しかし，腫脹がひど

く，疼痛が残存した状態では筋出力は誘発できない．まずは筋出力の誘発を目標とするのが現実的となり，早期に可動域が変化することはあまり期待しないほうがよい．とにかく地道な出力誘発訓練が必要となる．治療対象筋は，上腕筋近位線維・上腕三頭筋外側頭である．

2) 上腕筋・上腕三頭筋の出力誘発

上腕筋・上腕三頭筋を参照しながら治療を行うが，他の肘頭骨折や鈎状突起骨折とは方法や考えかたが少し異なる．なぜなら側副靱帯が左右とも損傷されているため，回旋を加えながらの運動が行いづらいからである．つまり，緊張位に筋線維を整えることができない．

可動域に変化が生じてくれば上腕筋近位線維，上腕三頭筋外側頭の出力が誘発できていると考えてよい．セラピストはまず，上腕筋遠位線維の出力増大に努め，徐々に三頭筋外側頭から内側頭近位線維の出力を誘発していく．

3) 上腕筋遠位線維，三頭筋外側頭から内側頭近位線維の出力誘発

ここまでの治療が行えれば，4〜5か月くらいで屈曲120°は獲得でき，職業復帰やADLに支障をきたすことはなくなる．伸展に関しては，受傷時，後方支持組織の損傷程度により多少異なるが，−20〜−10°が限度と考えている．つまり，三頭筋内側頭深層線維の賦活は難しいと考えたほうがよい．

その後は持続的伸張による可動域改善をめざす．方法は，腕尺関節牽引治療，必要に応じて装具療法（タウメル装具）の作成を検討する．

Check!! 上腕筋の項（➡ 103頁），上腕三頭筋の項（➡ 106頁）

4) 腕尺関節の牽引治療（➡ 動画41 参照）

最終可動域獲得時に行う．

Check!! 腕尺関節の牽引治療の項（➡ 113頁）

2 肘頭骨折

肘関節のなかで最も多く遭遇する骨折である．この外科的治療は理論が成立しており，安定した成績が収められている．セラピストは，この術式がもつ意味を理解したうえで，積極的に治療に参加することが望ましい．

治療プログラム

引き寄せ締結法（tension band wiring）（図3）は，肘関節を屈曲させることで骨折部に圧縮を加え，骨癒合を促進させる．逆に伸展運動は，骨折面への圧縮が起こらず関節面を離開させてしまうため，偽関節などの発生につながってしまう．つまり本術式は，早期屈曲可動域の改善が何より重要といえる．屈曲角度が増大する際，後方部にある手術侵襲により痛みが出現することが多い．

浮腫は，侵襲部位への過度な伸張刺激となるので事前に消失させておくことが望ましい．上腕三頭筋筋出力が誘発されるに従い，後方関節包に刺激が加わり，浮腫も軽減していく

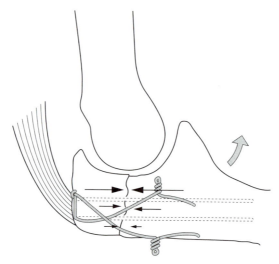

図3 引き寄せ（銅線）締結法後の臨床的特徴
離開の大きい背側を8字型銅線で締結すると，上腕三頭筋の張力および肘屈曲力は骨折面への圧迫力となる。
このメカニズムは伸展時には働かないため，骨折部が不安定な時期での不適切な伸展運動は，骨片の離開や偽関節を生じる可能性がある。そのため早期の肘頭骨折のリハビリテーションでは，<u>屈曲方向からの可動域訓練が重要である</u>。

ケースがほとんどなので，筆者は次の 1) と合わせて対応することが多い。

1) 早期屈曲可動域を獲得するための治療

治療の重要な要素は，①肘関節後方筋群（上腕三頭筋）の機能改善であり，治療のほとんどはこれを行うことで終了する。上腕三頭筋の筋攣縮を改善させる必要があるので，まずは等尺性収縮を用い治療を行う。上腕三頭筋の筋攣縮が改善し，柔軟性がアップしてきたら徐々に他動屈曲角度を増大していくとよい。屈曲角度が増大したぶん，その屈曲角度から伸展運動を行い，上腕三頭筋に筋出力を誘発しておくことが lag を発生させないために重要である。

早期運動療法による可動域の獲得は，屈曲 125°・伸展 -25° が望ましい。それ以上の可動域は，上腕三頭筋（特に内側頭）に，伸張（屈曲 125° 以上）・収縮（伸展 -25° 以上）刺激が加わり，ピンが抜けてきてしまう可能性が高くなるため注意が必要である。

可動域が早期に獲得できれば，基本的に ADL に問題がなくなるため，その後は骨折部の安定性を確認しながら可動域の拡大に努めればよい。

Check!! 上腕三頭筋の項（➡ 106 頁）

2) 最終可動域の獲得方法

弾性包帯や重錘バンドなどで，持続的伸張を加えていく場合が多い。そのことで特に問題なく改善を認めるケースがほとんどである。

早期運動療法がうまく行えず，拘縮が完成した場合は，受動術の可能性も視野に入れながら治療に臨む必要がある。

3 鉤状突起骨折

鉤状突起骨折は，遭遇する頻度はそれほど高くない。解剖学的特徴を捉えリハ治療を行うことで，安定した成績を得ることが可能となる。

治療プログラム

鉤状突起骨折は，骨折部位により損傷組織は異なる（**図4**）[2]。最も軽度な Type I（先端部骨折）の場合，損傷される組織は前方関節包のみである。上腕筋への損傷はほぼ認めない。Type III は，前方関節包とともに上腕筋停止部と内側側副靱帯の付着部も損傷される。つまり，受傷固定後，上腕筋停止部での損傷となるので緊張亢進を招きやすく，①緊張亢進による肘伸展可動域制限，②上腕筋の筋出力低下による肘屈曲 lag が問題として発生する。内側側副靱帯（特に前斜走靱帯）損傷による肘伸展位での外反不安定性も生じることがあるが，固定期間などに留意しながら治療を進めるしかない。

リハ治療に必要なのは，上腕筋の緊張を抑制させ，筋機能を改善させることである。まず優先させるべき治療は，肘屈曲 lag の改善である。ADL の多くは肘屈曲位で行われるので，生活面での実用性と上腕筋求心性筋出力が改善していない状態で肘伸展角度が増大してしまうと，遠心性収縮も発揮できない状態となる。そのため，伸展位での後方支持組織へのストレスが大きくなり，疼痛発生につながるおそれがある。

1）肘屈曲可動域訓練

上腕筋が主な治療対象となる。

Check!! 上腕筋の項（➡ 103 頁）

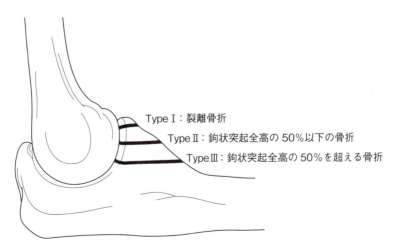

図4 Regan の分類
〔Regan W, Morrey B：Fractures of the coronoid process of the ulna. J Bone Joint Surg Am 71(9)：1348-1354, 1989 より〕

2）肘伸展可動域訓練

屈曲可動域が改善されれば，重力を利用しながらの自重により改善することがほとんどである．特別な手技は必要ないが，重錘バンドを用いた持続的伸張が最も行いやすい．

4 肘関節後外側部痛

肘関節後外側インピンジメントは，肘関節を回内位で伸展した際，後外側関節包が挟み込まれることにより疼痛が発生する．多くは1, 2回の治療で改善を認めるので，この症状を解釈しておくことは大切である．

治療プログラム

前腕回旋運動は，近位・遠位橈尺関節・橈骨手根関節を用いることでほぼ完成する．その際わずかだが，回内運動時，上橈尺関節の動き（いわゆる副運動）が加わる．筆者は，その動きを制動しているのが肘筋と考えている．肘筋が何らかの原因で機能不全を生じ，上橈尺関節の副運動が誘発されない場合に，いわゆる後外側インピンジメントが生じることとなる．

1）肘筋の機能改善

肘筋の病態は，主に肘筋筋内圧の上昇によるコンパートメント症状であり，①パソコンなどのデスクワークによるオーバーワーク，②打撲，③投球動作などのオーバースロー動作により発生することが多い．治療対象は肘筋となる．

Check!! 肘筋の項（→ 108頁）

● 文献
1) Kapandji IA：The Phisiology of the Joints（vol. 1）．E&S Livingstone, Edinburgh and London, 1970
2) Regan W, Morrey B：Fractures of the coronoid process of the ulna. J Bone Joint Surg Am 71（9）：1348-1354, 1989

D 前腕

1 橈骨頭骨折

　橈骨頭骨折は，遭遇する頻度はそれほど多くないが，解剖学的特徴を捉え治療することで安定した成績を得ることが可能である。肘関節伸展位で転倒し外反の力が働くと，橈骨頭が上腕骨下端に衝突して骨折が生じる。

　基本的に，整復位がとれ，強固な内固定（plate や screw head）が行われていれば早期運動療法が可能である。留意点は，外科的治療後，近位橈尺関節の機能を阻害しないよう，"safe zone"（**図 1**）[1)]が確保されているかを確認することである。

治療プログラム

　骨折により，①肘伸展可動域制限（腕橈関節での上腕骨小頭と橈骨頭とのすべり動作の障害），②前腕回内可動域制限（橈骨頭の前下方への移動制限）（**図 2**）の問題が発生する。

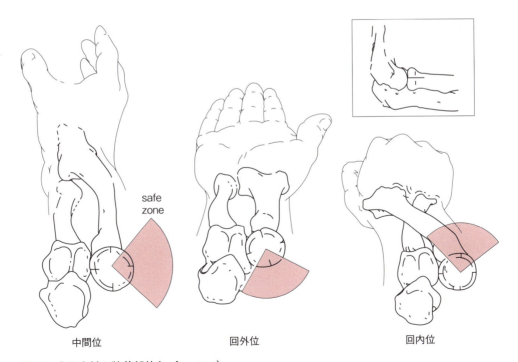

図 1　内固定材の装着部位（safe zone）
〔Hotchkiss RN : Fractures and dislocations of the elbow. In : Rockwood C, et al (eds) : Rockwood and Green's Fractures in Adults, 4th ed, Lippincott-Raven, Philadelphia, 1996 より〕

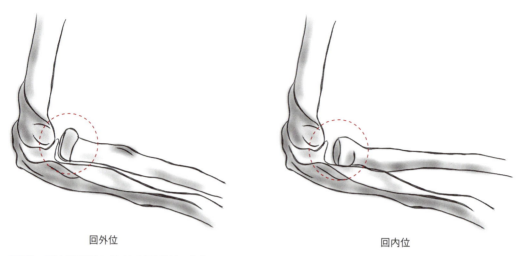

図2　回内運動時に生じる橈骨頭の動き
回内に伴い橈骨頭が前下方に移動していくのがわかる。この運動を制御しているのは輪状靱帯である。輪状靱帯の短縮は，回内可動域制限の要因となりうる。

　治療は，肘関節治療と同様に，まず肘屈曲可動域を確保することを最優先に行う。腕尺関節には大きな損傷は生じないため，肘屈曲可動域を獲得するのは容易である。しかし，上腕二頭筋に過剰収縮が生じてしまうと橈骨頭と骨幹部は離解する方向に作用するため，まずは mild passive exercise より始めることが必要となる。また，肘屈曲 lag が発生してしまっている状態では，腕尺関節の重だるさなどによる影響から，アライメント不良などの問題を生じ，その後の治療進行を妨げてしまうので留意が必要である。

　屈曲可動域がスムーズに獲得できれば，伸展可動域自体，重力の影響や自重により約 −30° くらいまで改善していくことが多い。下記 1）が獲得（lag もない状態）できれば，2）および 3）の治療に入る。

1）肘屈曲可動域訓練

　治療は上腕筋が対象となる。特に大きな制限因子があるわけではないので，問題なく獲得できる。臥位にて肘屈曲 90°くらいを開始肢位とし，重力を利用し角度をアップさせていくとよい。骨折部に緊張が入らないよう，外側上顆 − 橈骨頭のアライメントを確認しながら行う。他動可動域が確保されれば，必ず筋収縮（対象は上腕筋）を促し，lag をなくすことがその後の治療に重要である。

Check!!　上腕筋の項（➡ 103 頁）

2）前腕回内可動域訓練

　治療は，回外筋と輪状靱帯が対象となる。回内運動は，橈骨頭が前下方に移動し完成する。その際，橈骨頭を動的支持する回外筋，および橈骨頭を前下方に移動しすぎないように，範囲を調整する輪状靱帯の存在が不可欠となる。
　①骨折時，橈側副靱帯が損傷されている場合だと，肘内反不安定性を発現させる要因となること，②屈曲可動域訓練時と同様に，治療時，外側上顆 − 橈骨頭のアライメントを確認すること，③保存療法例の場合，骨折部位には仮骨が形成され治癒していくことに留意する。

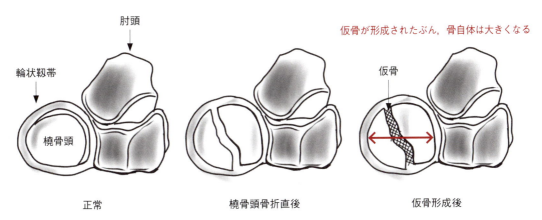

図3　橈骨頭骨折後（保存療法）の問題点
骨折間には治癒のため，仮骨が形成される．つまり，治癒後，骨自体は骨折前よりも大きくなる．
橈骨頭を包んでいる輪状靱帯は，骨折前よりも長くないと骨折前の制動効果を得ることはできない．

つまり，仮骨が形成されたぶん，橈骨頭が障害前よりも大きくなるといえる（図3）．橈骨頭が大きくなっているため，骨折前よりも輪状靱帯の伸張性をさらに高くしなければならない．

Check!!　回外筋の項（➡116頁），橈骨輪状靱帯の項（➡120頁）

3）肘最終伸展可動域訓練

伸展運動は，橈骨頭が上腕骨小頭を滑ることで完成する．その際，回外位は橈骨頭と上腕骨小頭の安定性が最も高くなることから，その状態での伸展運動が望ましい．つまり，回外位を取れるくらいの可動域と橈側側副靱帯自体の伸張性が必要となる．

留意すべきは，骨折時や術後，瘢痕形成がこの部位に生じることである．多くの場合，屈曲角度確保後，自重・重力により −30°に改善し，回内可動域が改善することによりほぼ制限は消失するので，あまり積極的に治療を行わず，経過観察を行いながら適度に可動域訓練を行うとよい．回外筋の柔軟性が確保され，回外lagが生じていなければ問題とはなりづらい．必要に応じて，橈側側副靱帯に伸張を加えていくとよい（➡動画40 参照）．

2），3）の治療には，橈側側副靱帯の治療が必須となってくるが，筋性要因を改善してからの治療となるので，あくまで最終的な治療部位となることを忘れてはいけない．

Check!!　橈側側副靱帯の項（➡111頁）

2　前腕骨骨幹部骨折

骨幹部への直接外力や，転倒時，手関節から捻転力が前腕骨に作用した場合に生じる．前腕回外位で整復位が保持できない場合は，手術療法の適応となる．一般的に髄内釘かプレート固定術が行われるが，髄内釘は回旋不安定性が生じ偽関節を招くおそれがあるため，プレート固定術のほうが用いられている．

本骨折後の重度回旋障害は，リハ治療が難渋することが多い．コンパートメント症状による重度疼痛がリハの進行を妨げ，損傷された骨幹部での癒着瘢痕化により高度な前腕回旋拘縮を発生させるからである（図4）．

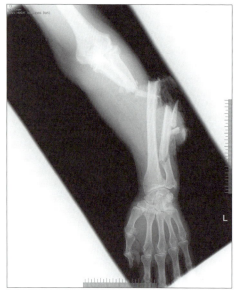
受傷時 AO 分類：C3

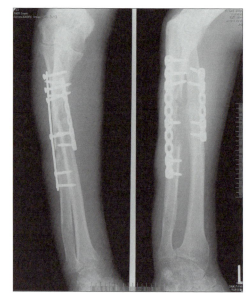
術後 7 か月

図 4　前腕骨両骨骨折の X 線写真
骨折後，プレート固定術が行われたが，術後に，両骨癒合を認め，回旋障害が残存した．

　リハ治療は，上腕骨頚部骨折後と同様に，早期前腕回旋可動域獲得により良好な成績を収めるために必須である．その際，骨幹部に存在する骨幹膜をどのように解釈し，治療を組み立てていくかが大きなポイントとなる．

治療プログラム

　リハで重要なのは，拘縮が完成してしまう術後 6 週までに回旋可動域を獲得することである．骨幹部にプレート固定術が行われた場合，回旋可動域訓練が開始できるのは，術後 5 週である（施設によって誤差あり）．すでにこの時点で癒着は完成しているので，回旋 lag の発生はある程度仕方がない．その状態でさらに術後日数が経過してしまうと瘢痕が形成され拘縮が完成してしまう．そのため，可動域訓練開始後，なるべく短期間で回旋可動域を獲得し，瘢痕形成を阻止することが重要となる．

　可動域訓練開始前，ギプス固定中は下記 1) と 2) が重要な治療となる．

1) ギプスチェックと手指運動

　手指運動に関与する筋群の多くは，骨幹膜に付着する筋が多い．特に母指運動に関与する筋が多いことから，対立・つまみ（側副・指腹・指尖の 3 点）動作により骨幹膜に刺激を与えておくことが有効である．

　医師により，ギプスを巻く強さは異なる．術後，腫脹が激しい対象者（若年者に多い）に対して，強く巻かれていれば，筋区画症候群（コンパートメント症候群であるフォルクマン拘縮）を生じる要因となる．腫脹がさほど生じていない対象者（高齢者に多い）に対して，弱く巻かれていれば，固定効果が得られない．セラピストは，適宜，ギプス効果が適切に得られているかを確認する必要がある．

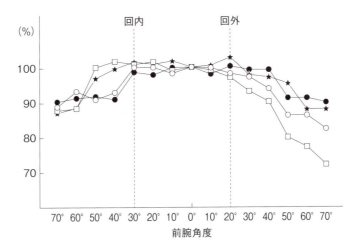

図5 回旋運動に伴う橈尺骨間距離の変化
〔青木光広,他:前腕回内拘縮に対する両前腕骨矯正骨切り術について.日手会誌 1(2):523-525,1984 より〕

2) 回外筋・円回内筋への等尺性収縮

早期から回旋筋群に刺激を加え,機能を改善させることは,骨幹膜の緊張を適正化(特に回外筋)させる手段となり,その後の回旋可動域獲得の阻害要因とはなりえない。

1),2)の治療がうまく行えれば腫脹の軽減により疼痛はほぼ消失する。4〜5週経過した後は,以下の3),4)の治療が必要となる。5)は拘縮が生じた場合に適応となる。

Check!! 円回内筋の項(➡ 115頁),回外筋の項(➡ 116頁)

3) 回旋可動域訓練

可動域制限因子として,骨幹膜があげられる。しかし,前腕回内30°以上,回外20°以上は橈尺骨間距離が縮小していくことが証明されている(図5)[2]。橈尺骨距離が縮小するということは,骨幹膜は緩んでいくと考えられ,上記前腕回旋角度が確保されていた場合,骨幹膜由来の回旋障害と判断することはできない。

筆者は,まず上記回旋可動域を獲得し,骨幹膜の伸張性低下由来の可動域制限を防止するようにしている。回旋筋群(特に回外筋)のセッティングができていれば特に難しくはない。治療対象は回外筋となる。

Check!! 回外筋の項(➡ 116頁)

4) 骨間膜の癒着剝離操作(➡ 動画44 参照)

ポイントは内圧亢進している部位に過度なストレスを加えず,回旋運動を誘導することである。骨幹部自体に回旋運動を惹起する筋は存在しない。うまく行うことができれば疼痛は出現しないので,疼痛が出現し運動が制限されていた場合,治療がうまく行えていないという結果となる。そのため,治療効果判定は容易であり,セラピストの誘導する手が何より重要となる。

Check!! 骨間膜の癒着剝離操作の項(➡ 118頁)

5) スプリント治療

早期運動療法を行うことができず,拘縮が発生した場合はスプリント治療の対象となる。筆者は,装具療法を実施せずに良好な成績が得られている。

● 文献

1) Hotchkiss RN : Fractures and dislocations of the elbow. In : Rockwood C. et al (eds) : Rockwood and Green's Fractures in Adults, 4th ed, Lippincott-Raven, Philadelphia, 1996
2) 青木光広,他：前腕回内拘縮に対する両前腕矯正骨切り術について.日手会誌 1(2)：522-525, 1984

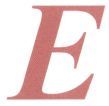

E 手関節

1 橈骨遠位端骨折

　日常診療において最も遭遇する頻度が高い骨折である．橈骨遠位端骨折の約半数は，関節外骨折が占めている．これは，高齢者による軽微な転倒（自転車事故も含め）などによるものが多いためである．対して若年層は，スノーボードなどの high energy 損傷による骨折が多いため，粉砕を含めた関節内骨折が多く発症する．

　近年では，骨折型のタイプにかかわらず，掌側プレート術が積極的に行われるようになり，早期運動療法が可能となった．結果，手関節拘縮が発生することはなくなったといえるが，1) lag の発生による手関節自動掌背屈可動域および握力低下，2) 遠位橈尺関節不安定性に伴う尺側部痛，3) 肩関節痛の発生，4) 長母指屈筋腱断裂・癒着が問題として起こっている．拘縮が発生してしまった場合は，5) 手関節拘縮に対する治療に準じて治療を行うことが望ましい．

1) lag の発生による手関節自動掌背屈可動域および握力低下

　早期運動療法が可能となったことが大きな要因である．lag が大きければ大きいほど筋（特に長橈側手根伸筋，短橈側手根伸筋）への負担が増すため，重だるさを訴えることが多い．

　筆者は術後，背屈可動域改善をめざし掌屈はなるべくあわてないようにしている．なぜなら，骨折の多くは colles 骨折であり，骨片は背側に転位している．掌側から挿入するプレートは，背側方向への転位には固定効果がなく不安定性が生じている．つまり，可動域は背屈方向に対しては制限要因が存在しないこととなる．そのため早期より長橈側手根伸筋，短橈側手根伸筋の機能不全を改善し，背屈方向へのスタビリティを確保することが重要といえる．

　握力も背屈位での固定性が低下している状態では改善が難しいので長橈側手根伸筋・短橈側手根伸筋の機能とともに改善していくケースが多い．握力は，術後3～4か月で健側比率60～70％の改善を目安とするとよい．

　背屈可動域が掌屈角度よりも減少するということは，掌側面の腫脹などにより掌側面での関節内圧が上昇しているといえる．その場合は，術創部痛などを発生させる要因となるので，なるべくスプリントなどを用い腫脹の軽減に努めることが重要である．腫脹の増強が手根間にまで達せば，手根間内圧の上昇による手根管症候群が発生する危険性がある．

Check!! 長橈側手根伸筋の項（➡123頁），短橈側手根伸筋の項（➡124頁）

2) 遠位橈尺関節不安定性に伴う尺側部痛

　1)と同様，早期運動療法が可能となったことが大きな要因といえる．プレート挿入の際，術視野の確保のため，方形回内筋を切離することが多く(温存型もあり)，遠位橈尺関節の不安定性が生じてしまう．その状態で前腕回旋可動域を拡大してしまうといわゆる回旋 lag が生じ，方形回内筋にストレスが生じる．方形回内筋の機能は，時間経過とともに改善するので，術後の回内可動域は，回外可動域よりも大きく保っておく必要がある．

　筆者は治療開始時，前腕回転軸テストを行い，小指ストレステストが陽性の場合，尺側部痛の発生に留意している(➡ 動画38 参照)．

　治療は，方形回内筋への等尺性収縮が適している．

Check!! 　方形回内筋の項(➡ 127 頁)

3) 肩関節痛の発生

　橈骨遠位端骨折後に生じやすい二次障害である．転倒時の肩への衝撃による損傷(腱板筋群の損傷)の可能性もある．しかし，その場合，翌日から肩に痛みを訴えることが多い．受傷後，数週間で肩に痛みが発生した場合は，その原因とは分けて考える必要がある．

　前腕回旋軸テストにより，示指ストレステストが陽性の場合，前腕外側筋の緊張が高くなっていることが示唆される．つまり伸筋群のなかでも，外側に存在する腕橈骨筋と長橈側手根伸筋の緊張が高い対象者が多い．緊張異常により前腕回内・上腕内旋位を招き，挙上時，肩峰下でのインピンジメントが生じることが原因である．

　治療は，腕橈骨筋と長橈側手根伸筋の改善(主に腕橈骨筋)が必要となる．

Check!! 　腕橈骨筋の項(➡ 122 頁)，長橈側手根伸筋の項(➡ 123 頁)

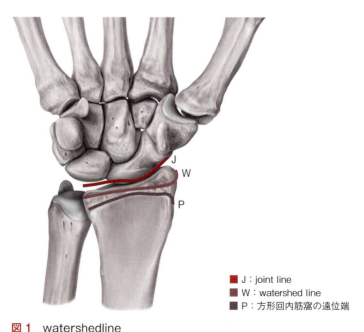

J：joint line
W：watershed line
P：方形回内筋窩の遠位端

図 1　watershedline
〔坂井建雄，他(監訳)：プロメテウス解剖学アトラス　解剖学総論／運動器系(第3版)．254, 医学書院，2017 を参考に作成〕

4) 長母指屈筋腱断裂・癒着

　長母指屈筋腱断裂は二次障害の1つであり，時折経験する障害である．術後，母指をよく使用する職業の人や，ゲームなどで母指をよく使用する若年者に多く発症する．長母指屈筋腱の滑走が断裂に関与しているが，原因は明らかではない．橈骨遠位端掌側縁の watershed line を越えて挿入されたプレートが長母指屈筋腱と接触することにより滑膜炎が生じ，断裂をきたすとの見解が一般的である（**図1**）[1]．

　watershed line は方形回内筋により被覆されていないため，プレートと長母指屈筋腱とが直接摩擦を生じてしまうことが考えられる．この問題は，リハで解決できるものではないため，単純X線写真をチェックし，watershed line とプレートの位置関係を確認しておくことが必要である．

　高齢者の場合，術後の活動度が低く母指運動も過度に行われないため，断裂は生じにくい．反面，プレートと長母指屈筋の癒着が問題となる．癒着に関しては，プレート抜釘時，同時に剝離術が行われるので問題ないが，筋萎縮をなるべく防ぐため，ブロッキングエクササイズなどの筋機能訓練は必要となる．

Check!! 長母指屈筋の項（➡ 138 頁）

5) 手関節拘縮に対する治療

　ギプス固定や創外固定などの長期固定を余儀なくされた場合，拘縮の発生が問題となる．

　①手根中央関節 radial side（球関節構造を呈し自由度が高い）が治療の中心となり，必要に応じて②手根関節牽引療法を行う．まず①に対しては，この部位に存在する橈骨-舟状-有頭骨靱帯（radio-scapho-capitate ligament；RSC）は，有頭骨から舟状骨と動きを伝達し，舟状骨の傾斜を調整する役割をもつ．舟状骨運動が惹起されれば，橈骨-舟状-月状骨靱帯（radio-scapho-lunate ligament；RSL）を介して月状骨の運動を誘発できる．つまり，RSC-RSL のラインを可動させていくことが重要となり，必要な運動は背・尺屈動作の誘導といえる（**図2**）．自動運動による自主トレーニングを促す場合は，ダーツスロー動作が適しているので同時に行うとよい．

Check!! 手根中央関節の項（➡ 129 頁），手根関節の牽引治療の項（➡ 131 頁）

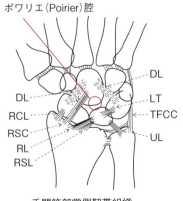
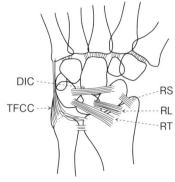

DL　：三角靱帯
RCL　：橈側側副靱帯
RSC　：橈骨-舟状-有頭骨靱帯
RL　：橈骨-月状骨靱帯
RSL　：橈骨-舟状-月状骨靱帯
LT　：月状-三角骨靱帯
TFCC　：三角線維性軟骨靱帯
UL　：尺骨-月状骨靱帯
DIC　：背側手根間靱帯
TFCC　：三角線維性軟骨靱帯
RS　：橈骨-舟状骨靱帯
RT　：橈骨-三角骨靱帯

手関節部掌側靱帯組織　　手関節部背側靱帯組織

図2　手関節靱帯構造

2 上腕骨外側上顆炎

上腕骨外側上顆炎はテニス肘ともいわれ，外側上顆に付着する筋付着部炎が原因で発生する。基本的には，エルボーバンドなどの装具装着下での保存療法が基本となる。

治療プログラム

上腕骨外側上顆に付着する筋は，短橈側手根伸筋・総指伸筋・尺側手根伸筋であり，腕橈骨筋・長橈側手根伸筋は付着しない。よって，短橈側手根伸筋・総指伸筋が疼痛を引き起こす原因となる。しかし，炎症細胞が外側上顆から周辺に浸潤することにより，腕橈骨筋・長橈側手根伸筋に痛みが発生する場合がある。

短橈側手根伸筋・総指伸筋は走行上，回旋要素をもたないので，痛みにより生じる症状は，手関節背屈時痛・掌屈可動域制限となる。腕橈骨筋・長橈側手根伸筋は走行上，回旋要素をもつため，他関節に発生する痛みの要因となりうる。つまり，圧痛初見を短橈側手根伸筋・総指伸筋にのみ認める場合，炎症の消失とともに症状が緩和していくので経過観察のみで十分であり，必要に応じて筋機能訓練を行えばよい。

1）短橈側手根伸筋・総指伸筋への対応

治療対象は，短橈側手根伸筋・総指伸筋となる。腕橈骨筋・長橈側手根伸筋に圧痛を認める場合，早期に筋機能を改善することが望ましい。

Check!! 短橈側手根伸筋の項（➡ 124 頁），総指伸筋の項（➡ 136 頁）

2）腕橈骨筋・長橈側手根伸筋への対応

治療対象は，腕橈骨筋・長橈側手根伸筋となる。再発例に多いが，治療後に最終伸展可動域制限を残す場合がある。原因は，炎症症状消退後，外側上顆に瘢痕が形成されることによる橈側側副靱帯と外側上顆との滑走不良と考えられる。その場合，橈側側副靱帯に治療が必要となるが，対象者によっては効果が十分でないこともある。

Check!! 腕橈骨筋の項（➡ 122 頁），長橈側手根伸筋の項（➡ 123 頁）

3）橈側側副靱帯への対応

治療対象は，橈側側副靱帯（➡ 動画40 参照）となる。

Check!! 橈側側副靱帯の項（➡ 111 頁）

3 手関節尺側部痛

尺側部痛を有する対象者は多く，日常診療において遭遇頻度は高い。原因は，①TFCC損傷（三角線維軟骨複合体損傷）（図3）[2]，②尺骨突き上げ症候群，③尺側手根伸筋・屈筋腱鞘炎，④遠位橈尺関節（distal radioulnar joint；DRUJ）障害（骨折後や加齢に伴う変性など），⑤尺骨茎状突起骨折などがあげられる。そのなかで，②尺骨突き上げ症候群は，橈骨遠位端

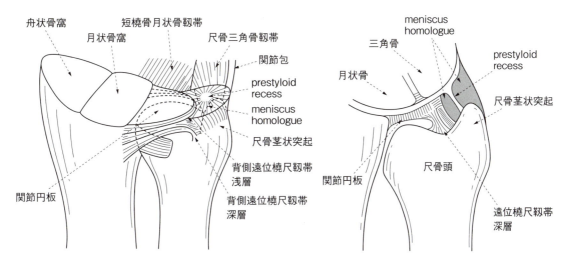

図3 TFCC（三角線維軟骨複合体）の立体構造
〔笹尾三郎, 他：TFCCのバイオメカニクス—TFCCの解剖と尺骨短縮骨切り術の効果. J MIOS 30：12-17, 2004 より〕

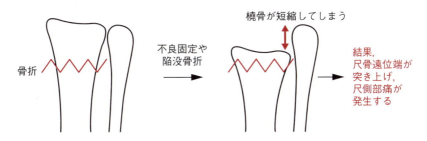

図4 橈骨遠位端骨折後の不良固定による影響

骨折後など，外固定などがうまくいかず，橈骨骨折部が短縮することで起こりうる（**図4**）。その場合，治療は外科的治療による骨切り術となるので，リハでの対応は不可能である。診断はX線所見により十分判別可能であるので，定期的な画像チェックによる早期発見が重要となる。

　⑤尺骨茎状突起骨折は，転倒や転落時，橈骨遠位端骨折と併発することが多い。約2mmの転位を認める場合，骨接合術が必要との意見もある。しかし，この部分は血流に乏しく，加齢に伴いもともと骨折していることがある。つまり，転倒・転落の外傷時に起こった骨折ではない可能性も高いと考えられる。「骨折前に尺側部痛が存在したか？ しなかったか？」を問診し，尺側部痛がなければ積極的に治療する必要はないと言える。

　よって，リハで積極的に治療に参加するべき原因は①，③，④といえる。なかでも，①TFCC損傷が原因としてよくあげられるが，TFCC自体も加齢に伴い変性を起こし，すでに機能していない場合が多い。そのため筆者は，高齢者の場合，あまり原因としてとらわれずに治療にあたるようにしている。もちろん若年者の場合，原因の1つとして評価していくべきである。診断は，MRI・造影所見より行われる。留意すべき点は③尺側手根伸筋・屈筋腱鞘炎との鑑別といえる。なぜなら，TFCC実質が損傷されて痛みを起こしているのではなく，尺側手根伸筋（extensor carpi ulnaris；ECU）・尺側手根屈筋（flexor carpi ulnaris；FCU）が腱鞘炎を生じ，尺骨-三角骨間内圧が上昇してしまった結果，TFCCが十分機能できない

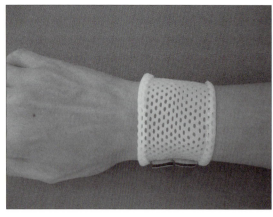 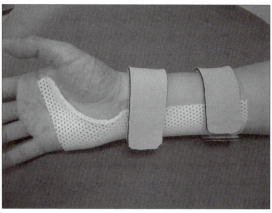

カフ型スプリント　　　　　　　　　　　ulnar gutter スプリント

図5 スプリント療法

状態になっている可能性があるからである．その場合，行われるストレステストは偽陽性となる可能性が高く，信頼性は低い．MRI・造影所見にて明らかな TFCC 損傷陽性所見が得られない場合，本疾患も疑うべきである．

　④遠位橈尺関節由来で発生する尺側部痛は，関節不安定性が trigger となることが多い．転倒時，DRUJ に亜脱臼などを認める場合，関節不安定性により動的支持機構として作用する方形回内筋の筋出力がうまく発揮できなくなる．回旋運動時，方形回内筋の筋出力低下は，尺骨茎状突起辺縁部への負荷量増大による尺側部痛を生じやすくなる．ストレステストにて，DRUJ 亜脱臼を認める場合には留意が必要である．

Check!! 尺側手根伸筋の項（➡ 124 頁），尺側手根屈筋の項（➡ 126 頁），方形回内筋の項（➡ 127 頁）

治療プログラム

　実際の治療は，上記要因を評価した後，受傷機転からどのようなストレスが加わり尺側部に損傷が生じたかを明らかにする．そのストレス方向を考慮し，症状に応じたスプリント療法を実施している（**図5**）．圧痛所見を尺骨-三角骨間に認める場合，受傷時に橈屈が加わり，尺側支持機構に損傷が生じたと推測できるため，使用されるスプリントは ulnar gutter スプリントとなる．圧痛を尺骨-月状骨間に認める場合，受傷時，軸圧が加わり痛みを発現していると推測され，使用されるスプリントはカフ型スプリントである．

● 文献
1) 坂井建雄，他（監訳）：プロメテウス解剖学アトラス　解剖学総論／運動器系（第3版）．医学書院，2017
2) 笹尾三郎，他：TFCC のバイオメカニクス—TFCC の解剖と尺骨短縮骨切り術の効果．J MIOS 30：12-17, 2004

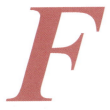

指関節

1 基節骨骨折

　基節骨骨折は，手指骨折全体の15〜20％の割合を占め，リハ治療に難渋する骨折の1つである．術後，腫脹による重度疼痛と可動域制限により，日常生活や職業復帰に大きな支障をきたす．なかでもIP関節屈曲拘縮（約-60〜70°が多い）が大きな問題としてあげられる．
　筆者は，MP関節屈曲lagがIP関節屈曲拘縮を起こす要因と考え，それを解消させる治療を行っている．治療ターゲットは，伸展機構主要組織である虫様筋と補助組織である骨間筋腱膜といえる．なぜなら指屈曲時，虫様筋は，MP関節を屈曲させるとともに骨間筋腱膜を側方に移動させる作用をもっているからである．結果，総指伸筋が中央に保持され，遠位滑走が可能となり，指屈曲が完成する．その作用が弱ければIP関節に伸筋の張力が伝わらず，屈筋群の緊張が高くなり，IP関節屈曲位を呈することになる．そのため，伸展機構の機能解剖を熟知し治療にあたることが重要となる．まずは，骨折後の腫脹・浮腫の管理を行い，上記要因を解消できれば，可動域もほぼ左右差なしとなり，必ずuseful handの獲得が可能となる．

Check!! 　虫様筋の項（➡ 140頁）

治療プログラム

　手指骨折後の浮腫は，subcutaneous subtendinous space（屈曲時皮膚の伸張性を確保するために存在する）に生じやすい（図1）．結果，intrinsic minus positionとなり，MP関節過伸展，IP・DIP関節屈曲位となる．MP関節過伸展は，深横中手靱帯下を走行する掌側動脈（虫様筋への栄養血管）や虫様筋に過牽引を生じ，筋攣縮を招く．まずは，浮腫の消失をめざす

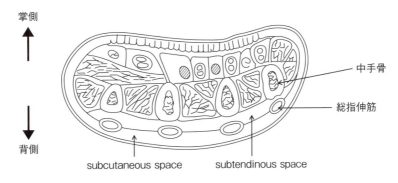

図1　手掌遠位部横断面

ことが何より重要となる。

1) 手背に生じる浮腫の軽減

手背に生じる浮腫は，総指伸筋の滑走障害を招く。結果，伸展機構の破綻を生じ，手指運動が阻害される。

筆者はまず，手背に生じる浮腫に対して，伸縮性テーピングを用いたトレーニングを行っている（➡ 動画58 参照）。装具と異なり，装着下での手指運動が可能なので筋ポンプ作用を促しやすい。浮腫が消失すれば，虫様筋への治療を開始する。

Check!! 総指伸筋の項（➡ 136頁）

2) 虫様筋の機能改善

虫様筋の機能不全が改善されれば，MP関節屈曲lagは消失し，屈筋の緊張が緩和されIP伸展 −24〜26°くらいまで改善する。それ以降の伸展角度は，装具療法（ジョイントジャック）による持続的伸張が必要となる。経験上，伸展 −6〜10°まで獲得できる対象者が多い。外科的治療後のリハとなることが多いので，何より早期改善が重要となる。

Check!! 虫様筋の項（➡ 140頁）

2 中手骨骨折

中手骨骨折は，手指骨折全体の30〜35%を占める。別名ボクサー骨折ともいわれ，パンチした際に，中手骨頭の部分ではなく，中手骨頭・体部にストレスが加わり骨折する（**図2**）。骨折時，骨間筋の挫滅症状により筋短縮が発生する。結果，伸展機構補助組織である矢状索に動きを与えることができなくなり，MP関節伸展拘縮が生じる。また，関節包を含めた側副靱帯の硬化も原因の1つとなる（**図3**）。治療を行うには，基節骨骨折同様，伸展機構の機能解剖とそれを的確に操作できる技術が必要である。

骨折形態：頚部は20〜50°掌屈転位を生じる

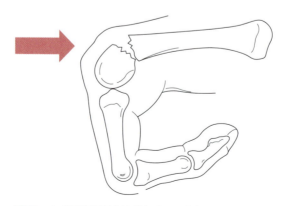

図2　中手骨頚部骨折（ボクサー骨折）
解剖学的に脆弱な部位のため，最も頻度の高い骨折である。
パンチ動作により小指や環指の中手頚部が掌側に変位する。

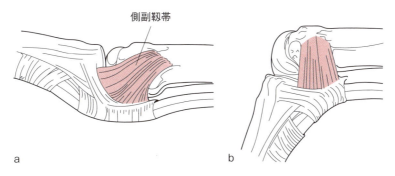

図3　側副靱帯
a：中手指節関節伸展位：伸展位では側副靱帯は緩んでいる。
b：中手指節関節屈曲位：屈曲位では側副靱帯は緊張してくる。

治療プログラム

　治療は基節骨骨折と同様，受傷・術後に生じる腫脹，浮腫の軽減がまず必要となる。結果，総指伸筋が過緊張位となり，矢状索の遠位滑走が不能となる。関節包を含めた側副靱帯の伸張性が低下し，可動域制限へとつながる。矢状索の動きを調整している背側骨間筋も同時に動きを失うため，徐々に機能不全を呈していき伸張性低下が生じる。

Check!!　基節骨骨折の項(➡ 39頁)

1) 腫脹・浮腫の軽減

　基節骨骨折と同様，伸縮性テーピングを用いた治療が効果的である(➡ 動画58 参照)。浮腫が軽減することにより総指伸筋の滑走が可能となるため，背側骨間筋の治療が可能となる。背側骨間筋の機能が改善することにより，矢状索の遠位移動距離が拡大し，MP関節の屈曲可動域が改善してくる。

Check!!　総指伸筋の項(➡ 136頁)

2) 背側骨間筋の機能改善

　治療対象は，背側骨間筋となる。
　背側骨間筋の機能改善が得られると，MP関節の屈曲角度が改善してくる。しかし術後の経過が長くなると側副靱帯の短縮が著明となり，可動域制限が残存してしまう。その場合，装具療法(dynamic splint)を用い，持続的伸張を加えていくことが望ましい。
　また，外科的治療としてプレート術が行われた場合，強固な固定により早期運動療法が可能となるが，その反面，手術侵襲が大きいことによりプレートと総指伸筋が癒着してしまうことがある。背側骨間筋の治療によりMP関節屈曲は改善するが，MP関節伸展lagを発生する。その場合，プレート抜去時に剝離術を同時に行うことで問題がなくなる。

Check!!　背側骨間筋の項(➡ 139頁)

3 de Quervain病

　de Quervain病は，第一伸筋区画内〔長母指外転筋（abductor pollicis longus；APL），短母指伸筋腱（extensor pollicis brevis；EPB）〕で生じる狭窄性腱鞘炎である。急性炎症症状中は，ステロイド注射や装具療法を含めた安静位保持が中心となる。しかし，炎症症状消失後は，リハが中心となるので積極的な治療参加が望まれる。症状発現にあたり，筆者は，第一伸筋区画内由来のものと区画外由来のものに分けて考えている。区画内由来のものは，日常生活や職業で複雑な母指の動きが必要とされるオーバーワーク・オーバーユーズが原因となっていることが多い。複雑な動きを要するため，第一区画内を走行するAPL・EPB間で摩擦・摩耗が生じ，炎症症状を惹起する場合をいう。まず，EPBの腱滑走不良が生じることで，APLと摩擦・摩耗が引き起こされることが多い。区画外由来のものは，肘関節伸展可動域制限が原因となっていることが多い。伸展制限がある状態で母指内転を要する動作を行うと，第一区画内を走行する筋腱に過伸張ストレスが発生する。伸展制限の多くは，腕橈骨筋由来となっている場合が多い。その場合，肘伸展制限を改善させる治療により，APLやEPBへの伸張ストレスを改善させることができる。

Check!! 腕橈骨筋の項（➡122頁）

1）長母指外転筋・短母指伸筋腱に対する治療

　治療対象は，APL・EPB，CM関節となる。

　筆者の場合，それぞれの筋の圧痛所見や腱滑走運動による痛みの誘発程度をみながら機能不全を確認した後，伸縮性テーピング療法（図4）により症状を緩和させていく場合が多い。

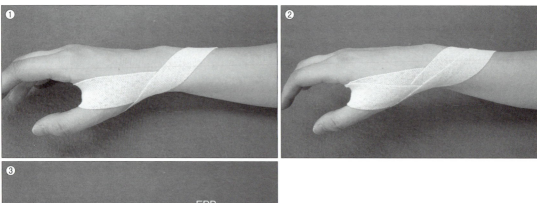
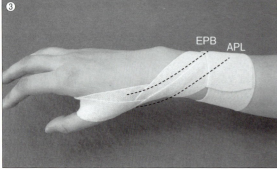

①短母指伸筋腱（EPB）：基節骨底から筋腹に向けてテーピングする。
②長母指外転筋（APL）：中手骨底から筋腹に向けてテーピングする。
③最後にアンカーを貼付して終了する。皮膚が弱い対象者にはアンダーラップを使用する。

図4 de Quervain病に対するテーピング療法

もちろん急性炎症症状を呈する対象者には，装具療法（thum post スプリント）による固定安静保持を行っている。

Check!! 長母指外転筋・短母指伸筋の項（➡ 137 頁）

2) CM 関節への治療

de Quervain 病自体，保存療法で治療すると寛解まで時間を要することが多い。その際，CM 関節に硬化が生じ，可動域制限をきたしている場合がある。必要に応じて可動域訓練を行っていくとよい。

4 手根管症候群

手根管症候群は，リハで遭遇する頻度の高い，絞扼性神経障害の代表的疾患である。手根管を通過する正中神経麻痺症状と屈筋腱の緊張増加による手指運動の不良がリハ治療の主な対象となる。初期症状の場合や経過観察により症状が緩和してくるケースに関しては保存療法が行われる。母指球に著明な萎縮を認める場合は，神経への変性が明らかなため外科的治療の対象となる。

手根管症候群は，豆状骨-有鉤骨間での初期症状発現が多く，尺側の手根管下内圧上昇が起こる。その状態で来院した場合，症状を見逃すことなく適切にリハが施行されれば，軽度の神経症状は寛解させることも可能である。神経症状が進行した状態では当然，神経そのものにはリハ治療はできないため，神経の回復を適宜評価しながら経過を追っていく必要がある。

治療プログラム

手根管静的内圧の減少を目的とした静的支持スプリント（カックアップスプリント）と指運動時に手根管に加わる動的内圧の減少を目的としたリハ治療が必要となる。

1) 手根管動的内圧の減少

基本的に手根管自体は静的内圧に関与している。多くの対象者は，指動作時に症状が増強する場合が多く，手根管動的内圧を軽減させなければ症状の寛解は得られにくい。

手根管動的内圧の調整には，母指球と小指球の筋膜間に存在する DHFFR（distal holdfast fibers of the flexor retinaculum）と呼ばれる腱膜様組織が関与するとされている（図 5）。そのため，手指運動を促した後，母指-小指対立動作により DHFFR の柔軟性を確保していくことが重要となる。まずは，手根管下を走行する腱の滑走を促し，手指運動を円滑にすることが必須である。症状の長期化により，手関節拘縮が発生する場合もある。

Check!! 浅指屈筋・深指屈筋の項（➡ 134 頁），長母指屈筋の項（➡ 138 頁）

2) 手根中央関節の治療，手関節の牽引治療

治療対象は，手根中央関節と手関節となる。

Check!! 手根中央関節の項（➡ 129 頁），手根関節の牽引治療の項（➡ 131 頁）

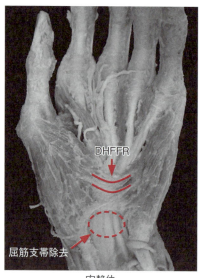 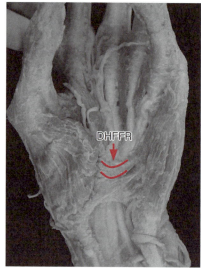

図5 DHFFR
対立動作時にDHFFRが緩むのが観察できる。

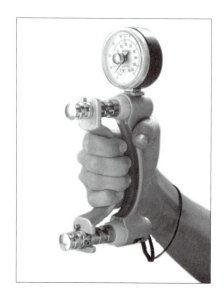

図6 Jamar 5 position

3) 末梢神経麻痺の評価

　主訴で聴取できるのは，いわゆるしびれの部位や変化である．そのため，神経の回復順序に沿って評価していき，手指の実用性がどの程度なのかを確認する必要がある．

　筆者は，回復段階をみていく際，振動覚（30・256cps），SWT（Semmes-Weinstein monofilament test），動的二点識別覚（2 point discrimination；2-PD）を評価している．

　神経の回復とともに神経筋結合も改善されていくので，合わせて握力，ピンチ力の変化をみていくとよい．握力測定には，Jamar 5 position を用いるのが望ましい（**図6**）．Jamar 5 position とは，5つのポジションに分けて測定を行う握力測定器である．指関節の幅を変更さ

せることで，手外筋と手内筋の筋力を測定する．正中神経麻痺の場合や尺骨神経麻痺の場合など，病態に応じて測定される値が異なる．

5 バネ指

バネ指は，屈筋腱と腱鞘の相対的サイズの不均衡による腱鞘下での滑走障害が原因で起こる疾患である．症状としては，指屈曲時に弾発現象が生じる．多くは，腱鞘内ステロイド注射などの保存療法が行われる．弾発現象が重度となり，ADLに支障が出てきた場合，A1腱鞘切開術が行われる．

術後のリハ依頼は，IP関節に屈曲拘縮が生じた場合に多い．原因は，術創部下の腫脹による屈筋腱の緊張増加と癒着瘢痕化である．また，深指屈筋より起始する虫様筋も同時に影響を受け，MP屈曲lagを発生している場合が多い．

リハ治療では，屈筋腱(浅指屈筋・深指屈筋)や虫様筋の滑走を促すことが重要となる．

1) 浅指屈筋・深指屈筋の治療

治療対象は，浅指屈筋・深指屈筋となる．

Check!! 浅指屈筋・深指屈筋の項(➡ 134頁)

2) 虫様筋の治療

治療対象は，虫様筋となる．

同時に装具療法を用い，自宅でもトレーニングを行うと効果がある．屈曲拘縮が強い場合，装具療法(ジョイントジャック)を用い，伸展可動域に対し持続的伸張を加えていくとより効果的である．

Check!! 虫様筋の項(➡ 140頁)

II

関節・軟部組織に対する治療法

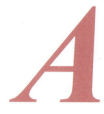

頭頸部

1 帽状腱膜(図1)

特徴

　人間は，進化の過程で四つ這いから立位移動へと進化していき，上肢の自由度を高めてきた。その結果，何か動作を起こそうとする姿勢は，ほとんど立位・座位であり，頭部が最高位に位置することとなった。

　帽状腱膜は，頭頂部に存在する腱膜組織であり，全身の緊張状態を感知できる位置に存在することから，姿勢調整に大きく関与していると考えられる。動作を起こす際，まず頭部（眼球も含め）の動きが誘発され，目的に合わせて全身の緊張状態がコントロールされる。その緊張をコントロールする役割を帽状腱膜がもつといえる。

　脳血管障害後のリハビリテーション（以下リハ）では，頭部コントロールを促し，早期離床させることが重要である。帽状腱膜は，前頭部に分化して前頭筋となり，側頭部に分化して側頭筋となる。そのことから，急性期によく認められる眼瞼下垂症状，咀嚼機能低下は，帽状腱膜の緊張低下によるものも多い。それらの症状を認める対象者には，頭部コントロール

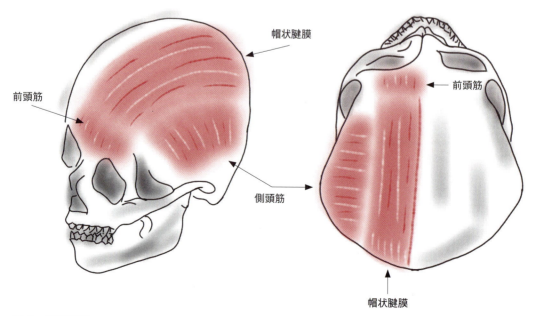

図1　帽状腱膜

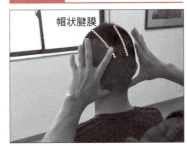

▶動画1　帽状腱膜

が不良と考えてアプローチしていく必要がある．頸椎病変を有する対象者に関しても，まず頸部アライメントを整えることが重要であり，帽状腱膜の柔軟性獲得は必須といえる．つまり，あらゆる疾患において，帽状腱膜は第一治療部位にあたる．

また，帽状腱膜は，加齢に伴い肥厚する傾向にあり，可動性は低下してくる．項頸部痛や肩甲肋骨症候群（いわゆる肩こり）を有する対象者では，帽状腱膜が症状の惹起に影響を及ぼしていることが多い．

治療方法　▶動画1

実際の治療は，帽状腱膜を触診することから始める．筆者は，母指を後頭下筋群にあて，残りの指を側頭部から順にあてていく．腱膜なので弾力があるため，頭皮との区別は容易である．触知できれば，両側から頭側に持ち上げるように把持する▶動画1．その状態で何度かストレッチを加えていく．柔軟性が獲得されてくれば，前頭部（後方ストレッチ），側頭部（側方ストレッチ）に伸張を加えていく．治療を行う際には，少し高めの椅子で完全に足底接地ができていない状態で行うのが望ましい（足底腱膜からの情報入力を防ぐため）．帽状腱膜の緊張が緩和されてくれば，項靱帯の緊張も緩和し，頭部・頸部アライメントが改善してくる．

2　頸部椎後筋群（多裂筋・回旋筋・頸半棘筋・頭半棘筋）(図2)[1]

特徴

頸椎動的支持機構の役割をもつ筋群は，頸部椎前筋群と頸部椎後筋群に大別できる．椎前筋は椎体よりも前方に位置する筋群を，椎後筋は椎体より後方に位置する筋群を指す（図3）．椎体間関節は，椎間板と左右椎間関節のtripod system（図4）により構成されている．その可動関節部位から考えても，椎後筋が特に重要な役割を果たしていることが想像できる．

椎後筋群の短縮は，頸椎伸展拘縮を発生し，lordosis を発生させる要因となる．また，椎後筋群は，表層に存在する外側筋（頸板状筋・頭板状筋）と深層に存在する内側筋（多裂筋，回旋筋，頸半棘筋，頭半棘筋）に分けることができる．深層に位置する内側筋群が頸椎動的支持機構として特に重要であると考えられる．なかでも多裂筋が椎弓に沿って走行しており，

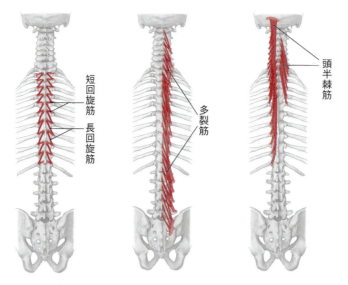

図2　頸部椎後筋群
〔坂井建雄，他(監訳)：プロメテウス解剖学アトラス　解剖学総論／運動器系(第3版)．150，医学書院，2017を参考に作成〕

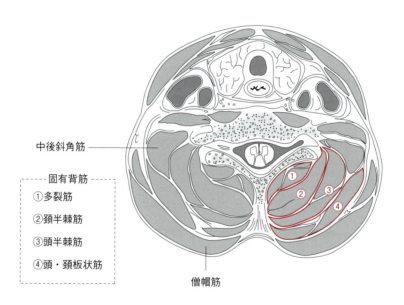

図3　頸部伸展筋群
第6頸椎の高さの頸部の横断面を上方から見たもの。

重要視されている。

　神経根に圧迫が加わると，根症状のほか，責任髄節レベルと1つ下位レベルの椎間関節内圧と脊柱起立筋(特に内側筋)の緊張が増加することにより痛みを生じる(頸椎症性神経根症の項の図4 ➡ 5頁)。呈している症状から高位診断を行って，本筋群に痛みが生じていれば頸椎症性神経根症を疑い，治療を行う必要がある。また，頸椎症性脊髄症の高齢者では，これらの筋群が萎縮している例が多い。その場合，術後良好な経過をたどるとはいえず，後遺症が残存することが多い。なぜなら頸椎動的支持機構が破綻しているため，除圧術(椎弓形成

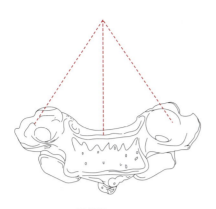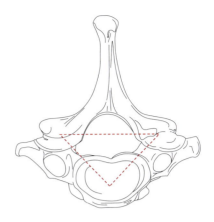

図4 頚椎の関節構造
椎間板（軟骨結合）と左右椎間関節の 3 joint system により構成される。

術）を行っても良好な成績は得られないからである。

アプローチを行う際に留意しなければいけないことは，腰椎と異なり，頚椎には脊髄が存在する点である（腰椎は馬尾となる）。闇雲に治療を行うことにより，脊髄症状の惹起や症状を増悪させるおそれがある点を十分に認識しておく必要がある。

治療方法 ▶動画2

本筋群を治療することで椎間関節の柔軟性を獲得することが目的となる。そのため，まず椎間関節の触診から始める。頚部を軽度前屈してもらい，棘突起に触れる。最も凸で突出するのが第7頚椎（隆椎）棘突起となる。その部位より一横指ずつ頭側に指を移動させ，6・5・4と順番に触れていくとよい。腰椎の場合，椎間関節は棘突起の真横に位置するが，頚椎の場合は，斜め上方に位置する。棘突起間の一横指横に椎間関節が存在すると考えてよい ▶動画2a 。

脊柱の治療全般にいえることであるが，椎間関節は左右斜め後方に位置している。よって，まず回旋動作を誘発し，その後に屈曲伸展運動を加えていくと，痛みを誘発することは少ない。上下肢治療の場合，いわゆる回旋動作をはじめに加えると痛みが誘発される。そのため，まずは回旋操作を避けた治療を行うことが痛みを誘発させない方法となる。

実際の治療は，座位で行う場合と背臥位で行う場合がある。どちらで行うにせよ，帽状腱

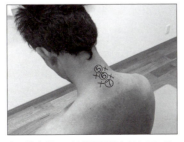

▶動画2a **頚部椎後筋群**

○は棘突起，×は椎間関節を示している。

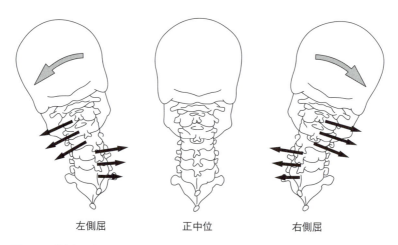

図5 頚椎側屈時の coupling motion

膜と後頭骨と上位頚椎間の柔軟性を獲得しておくことが重要である。可動域への治療を行う際，単一椎体間ごとに治療を行うより，頚椎を1個の集合として捉えて治療を行うほうが対象者の負担は少ない。なぜなら椎体は，coupling motion（図5）による各椎体間の協調動作によって運動が行われているからである。そのため，セラピストは頚椎全体の動きを捉える必要がある。

実際の治療では，帽状腱膜の治療と同じく頭蓋骨を把持した状態で左右への回旋動作を誘導していく。可動域制限や疼痛を認める場合，頚部回旋角度をその角度よりも少し緩めた状態にして等尺性収縮を加え，筋出力を誘導し，改善を認めるかどうか確認する。改善されれば頚部伸展動作を行い，lordosis が軽減されているかを見る 動画2b 。脊髄症状が出現している対象者に対しては，症状増悪の危険性が高いので，基本的には積極的に行わないほうがよい。いわゆる項部痛が主な軸症である対象者に行う治療となる。

動画2b 頚部椎後筋群（lordosis の軽減）

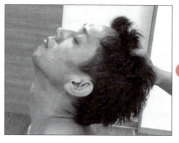 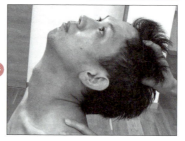

治療前　　　　　　　　　　　治療後

3 後頭下筋群(図6)[1]

特徴

　後頭下筋群は，大後頭直筋，小後頭直筋，上頭斜筋，下頭斜筋で構成される。上位頚椎と頭蓋骨を結び，頭頚部のアライメント保持に大きく関与している。その頭頚部のアライメント保持は，眼球の定位にも大きく関与している。実際，眼球運動筋が後頭下筋群に停止することからもその影響は想像しやすい。つまり，後頭下筋群が機能不全を起こすと眼球運動が安定せず，めまいなどを起こす要因となる。立位をとった際，めまいを起こし次の動作へと移ることが困難な対象者もいる。立位時，症状が軽減してから次への動作を行うのも安全上重要だが，本筋群へのアプローチにより改善することも多い。

　また，関節リウマチをもつ対象者は，上位頚椎(環軸椎)の亜脱臼を起こしやすい。上位頚椎の動的支持機構として作用する本筋群は，骨性のスタビリティが低下するため，過剰なストレスが発生する。結果，アライメント不良を引き起こし，めまいが発生しやすくなる。その場合，頚椎カラーを装着することで後頭下筋群が圧迫され，安定性が増大することによりめまいが抑制される。

治療方法 ▶動画3

　実際の治療は，後頭下筋群を触診することから始める。両母指で後頭下筋群に圧迫を加えながら眼球運動を促す。本筋群が機能不全を生じている場合，眼球運動時に収縮を感じとることができない。臨床上，よく見受けられるのは右側・下方への眼球運動時，(後頭下筋群に)筋収縮が誘発されないことである。つまり，眼球運動にも左右差があるということとなり，セラピストはさまざまな場面で細やかな評価・治療が求められる。

　治療は，本筋群に圧迫を加えながら収縮を促していくとよい。筋収縮が誘発されない場合，触知している両母指下で浮腫を感じとりやすい。収縮が促されることにより浮腫が軽減し，めまいも軽減していくのがわかる。

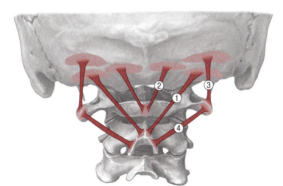

①大後頭直筋
②小後頭直筋
③上頭斜筋
④下頭斜筋

図6　後頭下筋群の概要図
〔坂井建雄，他(監訳)：プロメテウス解剖学アトラス　解剖学総論／運動器系(第3版)．152，医学書院，2017を参考に作成〕

4 胸鎖乳突筋(図7)[1]

特徴

　胸鎖乳突筋は，胸骨・鎖骨から乳様突起・上項線に向けて走行し，副神経の支配を受ける。頭部伸展と呼吸補助機能作用のほか，筆者は顎関節と頚部のアライメントを調整する役割を有すると考えている。頚椎症性疾患や脳血管障害後，高齢化により咀嚼機能が低下し，顎アライメントが崩れることで緊張異常が発生することも多い。また，全身運動の観点から，本筋が機能不全や硬化を起こした場合，鎖骨→胸骨→胸郭→腹部→股関節へと運動がつながらなくなるので，結果として腸腰筋の機能不全へとつながりやすい。股関節屈曲 lag を認める対象者に遭遇した際，本筋へのアプローチにより症状が解消することを多く経験する。よって，まずは顎関節のアライメントを整えてからアプローチに介入していくことも重要であるといえる。多くの場合，リラクゼーションやストレッチを行うことで改善しやすいので身につけたい手技の1つである。

治療方法　▶動画4

　治療は，顎-鎖骨のアライメントを修正し，正常な筋収縮を促すことが望ましい。頚部前屈を運動として用い伸張を加えるが，純粋な頚部前屈筋は椎前筋(椎体よりも前方に存在する筋)しか存在せず，出力自体は強い筋群とはいえない。椎体間をつなぎ，椎体の動きを誘発するので，椎前筋が作用しない場合，二関節筋である胸鎖乳突筋の過剰収縮を引き起こす。脳血管障害の場合は頚部回旋，頚椎症状の場合は伸展拘縮が引き金となる。

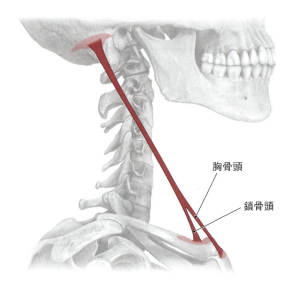

図7　胸鎖乳突筋
〔坂井建雄，他(監訳)：プロメテウス解剖学アトラス　解剖学総論／運動器系(第3版)．300，医学書院，2017を参考に作成〕

実際の治療は，まず顎関節のアライメントを保持することを意識させる。顎関節の安定性が高まれば，頚部周辺筋の緊張が緩和されやすく，前屈を誘導しやすくなる。次に鎖骨停止部を意識させる。緊張が高い状態で頚部屈曲させると，腹筋下部線維が過剰収縮する。腹筋下部線維が作用すると大胸筋や股関節内転筋などにも緊張が発生し，四肢の過剰努力が生じやすい。

　筆者は，最初に腹筋上方線維を固定部位とするように意識させている。母指で胸鎖乳突筋の緊張を緩めるように押し上げて保持し，奥歯を噛み合わせてもらい，顎関節に刺激を加えたうえで頚部前屈を誘導するとよい。腹筋上部が緊張することで運動レバーアームが短くなり，胸鎖乳突筋が作用しやすくなる。本筋群の緊張が緩和してくれば，斜角筋の治療に移る。

5　斜角筋（図8）[1]

特徴

　斜角筋は，前・中・後の3筋より構成され，胸郭出口を構成する要因となる。前斜角筋は第3～6頚椎横突起から頚肋前斜角筋結節に，中斜角筋は第3～7頚椎横突起から頚肋鎖骨下動脈溝後方に，後斜角筋は第5～7頚椎横突起から第2肋骨外側面にそれぞれ停止する。基本的には呼吸補助筋として作用し，吸気時に肋骨を挙上させる役割がある。肋骨を固定した状態で作用させると，頚椎を屈曲させることとなる。

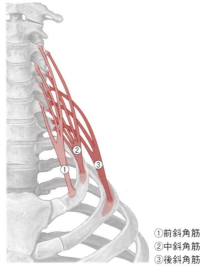

①前斜角筋
②中斜角筋
③後斜角筋

図8　斜角筋
〔坂井建雄，他（監訳）：プロメテウス解剖学アトラス　解剖学総論／運動器系（第3版）．160, 医学書院，2017を参考に作成〕

治療方法 ▶動画5

　実際の治療は背臥位にて行う。操作は肩甲挙筋と同様，頭部と肩甲骨を把持することから始める。頭部は，後頭骨部を把持し，後頭下筋群に圧迫が加わらないようにする。肩甲骨は，第一間腔で肩鎖関節部を把持し，肩甲骨に回旋運動が起こらないように配慮する。肩甲挙筋は，肩甲骨下制と頚椎側屈が主な伸張方法である。斜角筋の場合，吸気時に作用することから，呼気時に肩鎖関節部を固定させ，頚部回旋伸張操作を加えていく。左右交互に伸張操作を加えていくと治療が行いやすい。片側に圧痛を認める場合が多く，その理由として，顎関節での咀嚼力が低下してくると斜角筋にオーバーワークを起こすことが考えられる。

● 文献
1) 坂井建雄, 他(監訳)：プロメテウス解剖学アトラス　解剖学総論／運動器系(第3版). 医学書院, 2017

B 体幹

1 胸横筋(図1)[1]

特徴

　胸横筋は，第2～6肋軟骨から胸骨体と剣状突起に停止する．胸肋関節を可動させ，呼気時に肋骨を引き下げる作用を有する．疾患により損傷を受けることは少ないが，廃用要素（寝たきり状態）などにより胸郭が硬化した場合，本筋もその影響を受けやすい．また，人間の動きは，まず頭部・頚部が作用し，重心移動を行うことにより体幹機能が惹起される．頚部で考えると，頚部運動・呼吸運動により胸鎖乳突筋が作用することで，鎖骨にその動きが伝わり，胸骨を介して上部体幹から下部体幹へと運動をつなげていく．つまり，本筋が硬化や機能不全を起こしてしまった場合，頚部からの運動信号を受けとることができず，体幹機能障害へと発展する可能性もある．胸郭柔軟性を確保するため，体幹や頚部などを治療していく際は本筋がターゲットとなることが多い．

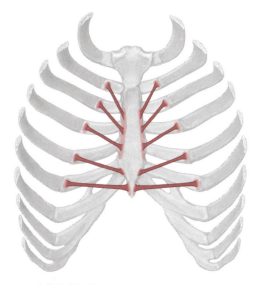

図1　胸横筋（後面）
〔坂井建雄，他（監訳）：プロメテウス解剖学アトラス　解剖学総論／運動器系（第3版）．160，医学書院，2017を参考に作成〕

> 動画6 胸横筋

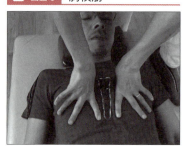

治療方法　動画6

　まず，左右胸横筋を第一肋間腔で持ち上げるように把持する 動画6 。その状態で，呼吸を行ってもらい呼気時に肋骨が下がっていくか触知する。多くの場合，左右差を生じていることが多く，片側の硬化を経験する。実際の治療は，硬化している側の肋骨を引き下げるように誘導し，胸横筋に伸張操作を加える。はじめは片側のみの操作となるが，柔軟性が獲得されてくれば左右胸横筋の動きが連動してくるので肋骨の動きに合わせて左右に伸張操作を加える。胸肋関節自体はぶん回し運動が可能なので，呼気時，左右スパイラルに回旋を加えながら伸張させると行いやすい。

2　腹横筋（図2）[1]

特徴

　腹横筋は，腰椎，第7～12肋骨，腸骨稜内唇に付着し，腹斜筋とともに腹部臓器を包み込

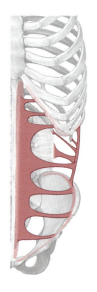

図2　腹横筋
〔坂井建雄，他（監訳）：プロメテウス解剖学アトラス　解剖学総論／運動器系（第3版），154，医学書院，2017を参考に作成〕

むように存在している。腹壁を構成する筋群(腹横筋，外腹斜筋，内腹斜筋，腰方形筋)として存在している。呼気運動時，腹腔内圧の調整と，腹筋を介した下部体幹安定化機構として作用する。腹横筋上部は腹直筋鞘の深葉に筋膜が停止するのに対して，下部は深葉がなく腹直筋の前に筋膜を出す。下腹部の刺激により，腹部の活動・体幹安定化が得られるのは，それらの要因が関与しているためと考えられる。

治療方法 ▶動画7

治療は，座位・背臥位にて行う。

座位で行う場合は，帽状腱膜の柔軟性が獲得できていることが重要となる。獲得できていれば，帽状腱膜を把持したまま頭部を後方に移動させ，後方に倒れないように起き上がり動作を指示する。腹部にうまく緊張が加わらない場合，顎関節を過緊張状態にさせ，頭部を前屈させることにより重心を前方に移動させる動きが観察できる。はじめは後方移動を短くし，起き上がりやすい範囲で行う。徐々に移動範囲を広くしていくとよい。また，胸横筋(胸郭)が硬い状態では，頭部から腹部に張力がうまく伝わらないので留意が必要である。

背臥位で治療を行う場合も，腹横筋は深部に存在するため腹部にハリが生じていると出力しづらい。そこで，筆者はまず腹部の柔軟性を獲得する治療から始めている。両膝立ち位とし，腹部を緩めた肢位で治療を行う。まず左上前腸骨棘内側に手掌をあて，呼気に合わせて圧迫を加えていく。腸の運動不良で便秘を生じている対象者では，ハリ感を訴えることが多い。セラピストはそのまま右側に向けて圧迫を加えていく。右上前腸骨棘に達すれば，腹部に手掌を移動させ，同じく圧迫を加えていく。その部位で呼気時に手掌に触れる臓器が肝臓となる。

次に，みぞおち部に手掌をあて圧迫を加えていく。その部位で呼気時に手掌に触れる臓器が胃となる。胃潰瘍が生じていると痛みを訴えることが多い。ゆっくりと何週かにわたり，繰り返し腹部の柔軟性を獲得していくとよい。

その後，対象者に両膝立ち肢位のまま，呼吸を行ってもらい，呼気時に腹横筋が活動するのを感じてもらう。触知は，上前腸骨棘の内側で行うとよい。触知できれば，股関節内・外転を行ってもらう ▶動画7 。体幹回旋が生じる場合，腹横筋による腹部安定性が低い状態であると考えてよい。また，股関節の移動が大きすぎると骨盤回旋が加わり腹横筋に出力されなくなるので留意する必要がある。頭部と同様，はじめは移動範囲を小さくし，徐々に大きくしていくほうがよい。

▶動画7 腹横筋

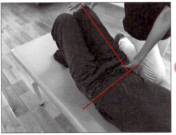 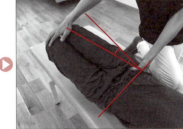

3 外・内腹斜筋（図3）[1]

特徴

　腹壁を構成する筋群（腹横筋，外腹斜筋，内腹斜筋，腰方形筋）として存在している。呼気運動時，腹腔内圧の調整と腹筋を介して下部体幹安定化機構として作用している。

　外腹斜筋は，第5〜12肋骨から腸骨稜外唇，腹直筋に停止する（**図4a**）。内腹斜筋は，腸骨稜・上前腸骨棘より第10〜12肋骨，腹直筋に停止する（**図4b**）。腹横筋の中央部と内腹斜筋の一部は，胸腰筋膜に起始し，腹腔内圧を調整する役割がある。外腹斜筋は対側への回旋運動，内腹斜筋は同側への回旋運動を行う。外腹斜筋上部線維は前鋸筋下部線維，下部線維は広背筋と連結することにより，肩甲胸郭関節（上部体幹）と下部体幹の運動を連動させていると考えられる。つまり，上部体幹-下部体幹の緊張を調整する場合や運動を連動させる場合，体幹回旋運動，呼吸運動を用いながら行うと効果的といえる。

治療方法　▶動画8

　外・内腹斜筋に対する実際の治療は背臥位にて行う。セラピストは片側骨盤を把持し，骨盤挙上を促しながら回旋運動を誘導する。その動作により，対側の外腹斜筋が作用し，骨盤を戻す際に同側の内腹斜筋が作用する▶動画8。運動時，股関節は屈曲位で固定し，屈筋が過剰収縮して骨盤運動を阻害しないように配慮する必要がある。骨盤回旋を誘導する際，外腹斜筋のみの活動では回旋トルクが弱く，うまく運動することが困難である。筋連結をも

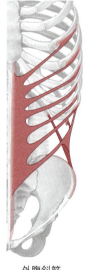 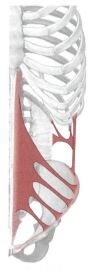

外腹斜筋　　　　　　　　　内腹斜筋

図3　外・内腹斜筋
〔坂井建雄，他（監訳）：プロメテウス解剖学アトラス　解剖学総論／運動器系（第3版），154，医学書院，2017を参考に作成〕

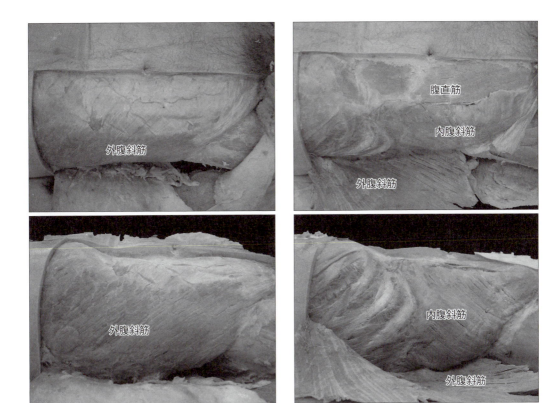

図4 外・内腹斜筋の停止位置
a:表層　　b:外腹斜筋反転後

▶動画8　外・内腹斜筋

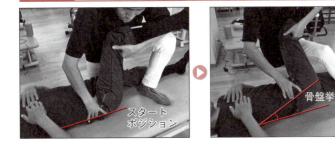
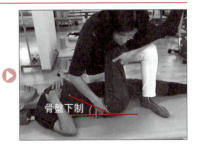

つ前鋸筋下部線維や広背筋の活動と連動させることにより，背部から回旋トルクが生まれる．そのため，前鋸筋下部線維，広背筋の柔軟性を確保してからの治療が望ましい．

● 文献
1) 坂井建雄, 他(監訳)：プロメテウス解剖学アトラス　解剖学総論／運動器系(第3版). 医学書院, 2017

C 肩甲胸郭関節

1 肩甲挙筋，大・小菱形筋(図1)[1]

特徴

　肩甲挙筋は，第1〜4横突起から肩甲骨上角を走行し，肩甲背神経支配を受けている。大菱形筋は，第6, 7頚椎棘突起，小菱形筋は第1〜4胸棘突起から肩甲骨内側縁を走行し，肩甲背神経支配を受けている。肩甲胸郭筋群中間層に位置し，肩甲胸郭関節の安定性および肩甲骨運動に作用している。これらの筋群の緊張増加は，肩甲骨挙上・内転位を呈し，頚部-肩甲骨アライメントを乱す要因となる。

　上角部は，副神経と肩甲背神経が交差して走行している(図2)。この部の可動性低下や内圧亢進により，それらの神経に圧迫が生じると，項部や肩甲骨部に主訴が発生することとなる(肩甲肋骨症候群，いわゆる肩こり)。また，椎間板外層に存在する脊髄洞神経が椎間板へ刺激(例：lordosis, ヘルニア)を加えた場合，菱形筋・棘上筋・棘下筋に関連痛が発生する(図3)[2]。筆者は，肩甲上腕関節包由来の関連痛は，腱板筋群に発生するので，菱形筋に圧痛を認める場合は，椎間板由来の関連痛と解釈して分別している。

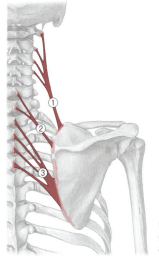

①肩甲挙筋
②小菱形筋
③大菱形筋

図1　肩甲挙筋と大・小菱形筋
〔坂井建雄，他(監訳)：プロメテウス解剖学アトラス　解剖学総論／運動器系(第3版), 302, 医学書院, 2017を参考に作成〕

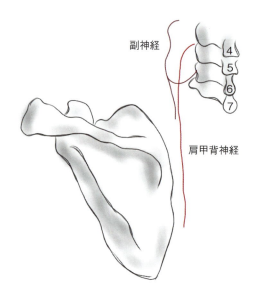

図2　副神経と肩甲背神経の走行
上角内側にて副神経と肩甲背神経は交差している。

椎間板への刺激
↓
インパルス発生
脊髄洞神経（椎間板外層に存在）
└→ 無髄神経（痛覚系）
↓
伸張反射
↓
神経支配筋である
菱形筋，棘上筋，棘下筋にスパズム発生

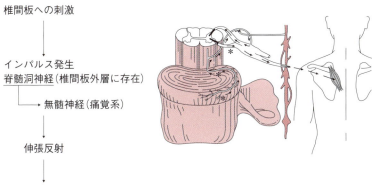

図3　椎間板性疼痛（discogenic pain）
〔Cloward RB : Cervical discography. A contribution to the etiology and mechanism of neck, shoulder and arm pain. Ann Surg 150 : 1052-1064, 1959 より改変〕

治療方法

1）肩甲挙筋 ▶動画9

　側臥位での治療を記載する。アウターマッスル（特に三角筋）の代償動作を防ぐため，両手で上腕骨頭を固定把持し，肩甲骨挙上，下制操作を加えていく ▶動画9 。必ず肩甲骨上角が可動しているのを確認しながら操作を行う。図4からもわかるように，筋自体に厚みはない。

　操作は全挙上可動域を促すことが重要である。可動範囲が少ないと一部の線維にのみ出力が生じ，一部の線維は未出力となる。出力を行うたび肩甲骨下制ストレッチを加える。出力が生じたぶんだけ柔軟性が増し，伸張性が増大する。何度か繰り返し，筋伸張性と出力の増

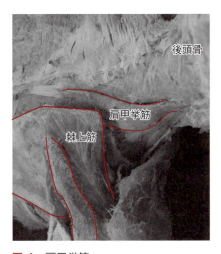

図4　肩甲挙筋
肩甲挙筋停止部（上角）がわかりやすいように上角から剥離し，肩甲骨を軽度外側にずらしている。

> 動画9 肩甲挙筋

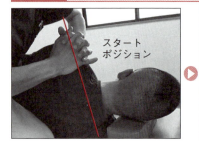
スタートポジション

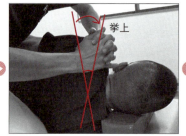
挙上

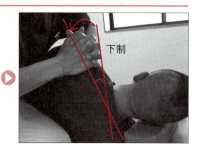
下制

> 動画10 大・小菱形筋

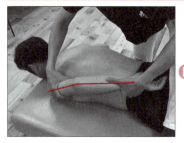
肘関節角度を固定し，三頭筋の緊張を抑制する。

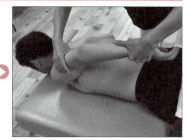
肘関節角度そのままの状態で，肩甲骨内転を誘導。

大を誘導していくとよい。座位も同じ方法で行える。挙上・下制運動がスムーズに行えるようになれば，同時に肩甲骨前・後傾を誘導していく。上角部には肩甲挙筋のほか，前鋸筋上方線維が付着しているので同時にアプローチするとよい。前・後傾の運動は小胸筋のリラクゼーションにつながり，肩甲骨アライメントの修正に大きく関与する。

2) 大・小菱形筋 ▶動画10

　側臥位もしくは腹臥位で肩甲骨内転・下方回旋誘導を行う。その際，僧帽筋の緊張が高い状態では肩甲骨内転位を呈しており，菱形筋の筋収縮を誘発しづらい。僧帽筋の緊張緩和が得られている状態で治療を開始することが望ましい。側臥位では，肩甲上腕関節の過緊張（特に三角筋後部線維）が生じないよう，片手で上腕骨頭を把持しながら肩甲骨内転を誘導していく。大菱形筋にリラクゼーションを加えたい場合，第6,7頸椎棘突起に指をあて，また小菱形筋の場合，第1～4胸椎棘突起に指をあてながら誘導していくとよい。腹臥位では，上腕骨内旋位（背回し位）に指をあてて治療する。セラピストは上腕骨頭と手首を把持し，運動を誘導する。その際，上腕三頭筋の緊張が運動を阻害するので，肘頭部の緊張を確認しながら運動を誘導すればよい ▶動画10。

2 僧帽筋（図5）[1]

特徴

　僧帽筋は，後頭骨から第12胸椎より起始し，肩甲棘に停止する袈裟型の筋である。副神

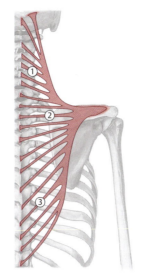

①下行部
②水平部
③上行部

図5 僧帽筋の模式図
〔坂井建雄,他(監訳):プロメテウス解剖学アトラス 解剖学総論/運動器系(第3版).300,医学書院,2017を参考に作成〕

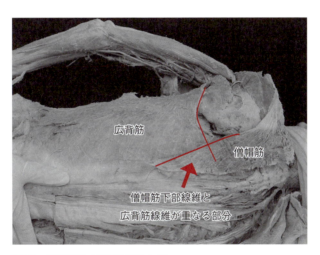

図6 僧帽筋と広背筋の重なり

経支配を受けていることから,腕神経叢全型損傷の場合,重要なキーマッスルとなる。広背筋とともに,肩甲胸郭関節の表層筋群として存在し,姿勢調整(なかでも肩甲胸郭関節の制動)に関与していると考えられる。空間での上肢操作を行う際,本筋に機能不全が生じていると,肩甲骨固定性低下のため,動作がうまく達成できなくなる。そのことからも上肢挙上位での姿勢調整に大きく関与するといえる。

　上肢挙上位で作業を行う場合,下部・上部体幹は伸展位で固定されている必要がある。**図6**を見てもわかるように,僧帽筋下方線維は広背筋を覆うように存在している。動作を起こす際,僧帽筋の緊張を広背筋に伝えることにより,上部−下部体幹へと情報が伝わり,姿勢が調整されると考えられる。臨床において,広背筋の緊張が高くなり,僧帽筋下方線維が機能不全を生じている症例に遭遇することが多い。その場合は,まず,広背筋の緊張を適正

化することから治療を始める必要がある。

治療方法 動画11

　僧帽筋は，従来，上部・中部・下部線維に分別されている。筆者は，他の筋はそれぞれのパーツに分けて作用を考え治療を行っていくが，本筋の場合，パーツに分けた治療は行っていない。本筋の肩甲骨に対する作用は内転であり，なかでも最も内転に作用しやすい線維は中部線維である。しかし，肩甲骨に動きを与えるのは，中部線維のみでは力が足りず，また，内転させた肩甲骨を保持するには上下線維による固定作用が必要となる（図7）。つまり，上部・中部・下部線維を別々に作用させるのではなく，同時に作用させていかなければ，筋機能として改善しないと考えられる。

　実際の治療は，腹臥位にて行う。セラピストは，上肢の動きを抑制するため，上腕骨頭を手掌面に乗せ，もう片方の手で前腕を保持する。その状態で，肩甲骨内転を誘導していく 動画11 。留意すべきは，①広背筋の緊張が高いと下方線維の緊張も高くなりやすく，動きを誘導しづらいこと，②肩鎖・胸鎖関節が硬化し，前胸部の可動域が低下していれば，肩

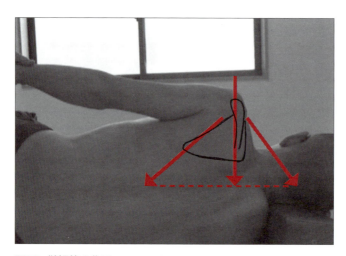

図7　僧帽筋の作用
肩甲骨内転時，僧帽筋中部線維が主に作用し，上部・下部線維は上下から中部線維の働きをアシストする。

動画11　僧帽筋

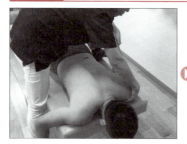
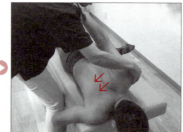

肩甲上腕関節の緊張を増加させないように留意しながら，　　　　　　　肩甲骨内転を誘導する。

甲上腕関節に過緊張が生じ，肩甲骨内転を誘導しづらいことである。よって，先にこの2つの治療を済ませておくことが望ましい。本筋の治療ができれば，その深層に存在する菱形筋の治療が可能となる。

Check!! 大・小菱形筋の項(➡62頁)

3 広背筋(図8)[1)]

特徴

　広背筋は，肩甲骨下角，胸椎，腰椎，骨盤と広範囲から上腕骨小結節綾に停止し，胸背神経支配を受ける。

　作用は上腕骨伸展と記載されている成書が多いが，筆者は肩甲胸郭関節制動効果に注目している。下角には下角下滑液包が存在し，滑り機構を有する。特に肩甲骨下制運動に関与し，その動筋となるのが広背筋である。しかし，広背筋の緊張が高くなれば体幹伸展を誘発してしまう(片側であれば体幹回旋伸展)。その状態では，肩甲骨の動きを誘導することは不可能となり，肩甲胸郭関節の機能不全を招く結果となる。

　治療対象としては，①円背によりアライメントが崩れ，広背筋が短縮した状態，②投球動作時，cocking phase から accelleration phase への移行期に下角下滑液包と広背筋に摩擦・摩耗を生じ，炎症症状が惹起される広背筋症候群，③圧迫骨折後，椎体間支持機構が破壊されることにより腹壁を構成する筋群(腹横筋，腰方形筋，外内腹斜筋)にオーバーワークが生じた場合の3つがあげられる。腰方形筋，外腹斜筋の表層に位置する広背筋は，強い緊張異常が発生し，同時に痛みを訴える対象者も多い。①〜③は広背筋出力を低下させるので，最終挙上時(post-rotational glide 期)，上腕骨頭を下制(depressor)させることができないため，挙上制限へとつながる。

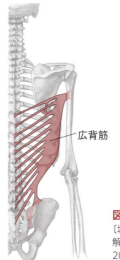

図8 広背筋
〔坂井建雄，他(監訳)：プロメテウス解剖学アトラス 解剖学総論／運動器系(第3版)．308，医学書院，2017を参考に作成〕

治療方法

広背筋は，広範囲に走行することから損傷部位により治療する肢位は異なる。筆者は，伸張操作・リラクゼーションは側臥位にて行い，上肢可動域制限に対する最終的な治療は，座位にて行っている。

伸張操作は，上腕骨を挙上，外旋位にて保持し，骨盤下制操作を加えていく。下制した骨盤を挙上してもらうように誘導し，収縮操作を加えるとその後，伸張操作を行いやすい ▶動画12。

側胸部のリラクゼーションは，側臥位で肩甲骨下角下から下部肋骨に向けて両手で覆うように把持して行う。柔軟性が拡大してくれば，次に胸郭挙上，下制を加え，腰方形筋にもリラクゼーションを加える ▶動画13。

上肢可動域制限に対する最終的な治療は，広背筋骨盤部の筋線維群を直接把持し，ダイレクトストレッチを加えていく方法が適している。把持した状態で，上肢挙上を促し，伸張を感じてくればその挙上角度で止めてもらう。セラピストは，さらに直接線維を引き伸張を加える。その操作を何度か繰り返していくと広背筋の伸張を感じなくなり，挙上角度の増大が得られる ▶動画14。

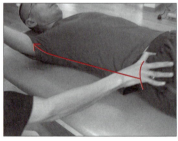

▶動画12　広背筋①

肩挙上位にて広背筋に緊張を与え，その状態で骨盤にリラクゼーションを加える。

▶動画13　広背筋②

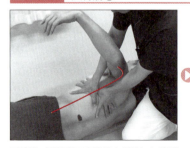

両手第一間腔間で広背筋を把持した状態で

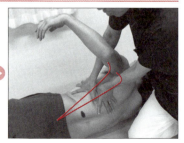

胸郭運動を誘導しながら広背筋にリラクゼーションを加えていく。

動画14 広背筋③

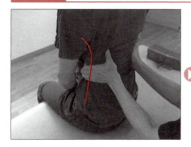
広背筋外側線維を把持した状態で

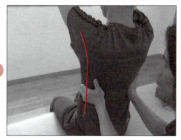
肩挙上に伴い伸張されてくる広背筋線維にストレッチを加える。

4 前鋸筋(図9)[1]

特徴

　前鋸筋は，第1〜8，9肋骨から肩甲骨上角，内側縁，下角に停止する筋であり，長胸神経支配を受ける。広範囲に走行することから，機能的役割を1つで考えるのではなく，いくつかに分けて考える必要がある。肩甲胸郭関節は，表層・中間・深層に分けられる。表層は広背筋・僧帽筋，中間層は大・小菱形筋，肩甲挙筋，深層は肩甲下筋，前鋸筋より構成される。

　前鋸筋は，肩甲胸郭関節を解剖学的に2つのスペースに分割している。そのスペースは滑液包により仕切られ，①前鋸筋と前胸壁の間に存在する serratus anterior space と，②前鋸筋と肩甲下筋の間に存在する subscapularis space に分別されている(図10)[1]。このように，前鋸筋は3つのパーツ(図11)に分けられるが，それぞれのパーツに機能的役割があるので，パーツごとの治療方法が必要となる。以下，それぞれのパーツに分けて記載する。

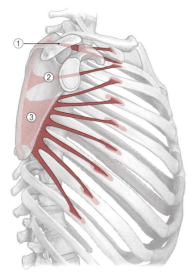

肩甲骨：①上部(上角)
　　　　②中部(内側縁)
　　　　③下部(下角および内側縁)

図9　前鋸筋
〔坂井建雄，他(監訳)：プロメテウス解剖学アトラス　解剖学総論／運動器系(第3版). 302, 医学書院, 2017 を参考に作成〕

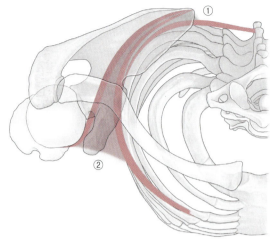

① serratus anterior space：前鋸筋と前胸壁の間
② subscapularis space：前鋸筋と肩甲下筋の間
両者ともに滑液包により仕切られる
→筋を介して滑動機構が2つ存在する。

図10　肩甲胸郭関節に存在する2つのスペース
〔坂井建雄，他(監訳)：プロメテウス解剖学アトラス　解剖学総論／
運動器系(第3版)．263，医学書院，2017を参考に作成〕

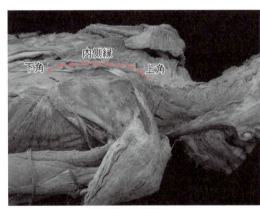

背臥位，肩甲骨あり

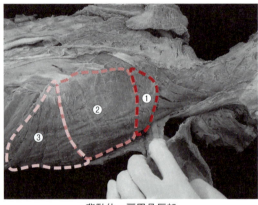

背臥位，肩甲骨反転

図11　前鋸筋の全体像
①上部線維 (upper parts)：第1，2肋骨より起始し，上角に停止する。
②中部線維 (middle parts)：第3～5肋骨より起始し，内側縁に停止する。
③下部線維 (lower parts)：第6肋骨以下より起始し，下角に停止する。

5　前鋸筋上部線維，小胸筋(図11)

特徴

　前鋸筋上部線維は，肩甲骨上角から第1(頸肋)・2肋骨に走行し，長胸神経の支配を受ける。小胸筋は，烏口突起から第1～4肋骨を走行し，胸筋神経支配を受ける。両筋とも肋骨から肩甲骨に付着し，肩甲骨前傾に作用する。これらの筋の緊張異常や短縮により，肩甲骨前傾角度が増強し胸郭出口部の狭小化を招くと，鎖骨下動脈や腕神経叢を圧迫する要因となる。

治療方法 ▶動画15

　前鋸筋上部線維や小胸筋が損傷し緊張異常が生じる要因として，大きく以下の3つがあげられる．

①頸椎症状や肩甲肋骨症候群（いわゆる肩こり）により肩甲骨上角の内圧が上昇した場合：上角部の緊張が上昇することにより前鋸筋（上部線維）の緊張亢進を招く．

②腱板断裂後など腱板疎部（rotator interval）を含めた烏口上腕靱帯（coraco-humeral ligament）に発生する炎症症状の影響：烏口上腕靱帯は小胸筋からの腱線維が加わっており（約8％），発生学的に小胸筋腱の腱鞘組織である可能性もある．つまり，腱板疎部や烏口上腕靱帯が炎症を起こすと，小胸筋にも影響が波及する可能性がある．

③烏口突起炎を起こした場合：烏口突起に付着をもつ上腕二頭筋短頭，小胸筋のほか，烏口鎖骨靱帯にも炎症症状が波及することもある．その場合，肩甲骨の回旋動作に硬化が生じるため，本靱帯を含めたストレッチが必要となる．

　実際の治療は，側臥位で行うことが多い．側臥位では，手掌面で肩甲上腕関節の過緊張を抑制しながら肩甲骨後傾を誘導する．その際，上角部に付着する筋群（特に肩甲挙筋）の緊張が高いと肩甲骨挙上位を呈してしまっているため，前後傾を誘導しづらいので留意する必要がある．

前鋸筋中部線維（図11）

特徴

　中部線維は，第3～5肋骨から肩甲骨内側縁をつなぐ．このパーツは肩甲骨に付着する割合が一番多いことから，肩甲下筋とともに肩甲胸郭関節の運動制御に関与していると考えられる．

治療方法 ▶動画16

　脳卒中片麻痺をもつ対象者には，立位，歩行訓練を行いながら，リーチ動作訓練を実施することで体幹機能を向上させる治療がよく行われる．筆者の場合，まず前鋸筋中部線維の治療を行い，上部体幹の機能向上を改善させることから始めている．中部線維の機能改善が得

▶動画16　前鋸筋中部線維

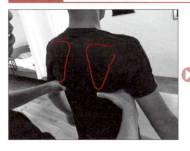 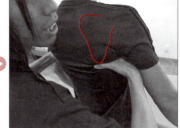

られると，左右方向への安定性の向上が得られ，側方方向へのリーチ範囲の向上も認められる。

肩甲骨の動きを誘導したいことが多いので，セラピストは肋骨部を安定させ，肩甲骨を可動させなければならない。つまり，セラピストはハンドリングを行う際，肋骨部をしっかりと固定させ，肩甲骨内側縁側を可動させるように操作する。

実際の治療は，まず3～5肋間部に指をあてる。セラピストが背面から手を肋骨部にあてると，手は5～7肋骨にあたる ▶動画16 。少し橈屈を加えると胸郭先端に指があたるので，その部位が3～5肋骨である。運動を誘発しやすいように，両側運動から始めることが多い。

前鋸筋収縮運動で有名なのが壁押し運動である。壁に手をあてその壁を押すと前鋸筋が作用し肩甲骨の上方回旋を誘発できる。しかし，壁押し時に，前鋸筋の運動をうまく感じることは少なく，実際どこに力が入っているかを判断しづらいことが多い。その理由は，膜状の広い範囲に存在する体幹筋の多くは筋自体にレセプターが存在しており，そのレセプターが刺激されることにより筋活動が作動するためである。麻痺や機能不全を起こした場合，レセプターの反応は低下しているため，セルフトレーニングのみで行うのは困難である。筆者は，この運動を誘導する際，筋活動を意識しやすいよう「壁から手が離れないように手を伸ばしてください」と指示している。壁から手が離れてくると，前鋸筋の収縮を意識し，肩甲骨の上方回旋を誘導しやすくなる。この運動を繰り返すことにより前鋸筋の活動を意識してもらうようにする。

両側の運動が可能になれば，徐々に片側の運動に切り替えていく。誘導する姿勢は，立位，座位ともに可能だが，座位で行う場合は，足底が接地しすぎていると下肢の過緊張により誘導しづらい場合が多いので少し高めの座位がよい。その状態で，セラピストは左右に上部体幹を誘導し，遠方にリーチ動作を行ってもらうと，片側の前鋸筋が作用しやすい。お手玉などの作業を用いるとリーチ動作を誘導しやすい。前鋸筋中部線維の活動が増強すると，左右方向への運動安定性が得られ，リーチ範囲の拡大が得られる。この状態で下部線維の治療を行うと上部から下部体幹への分離した運動を誘発しやすい。

7　前鋸筋下部線維(図11 ➡ 70頁)

特徴

前鋸筋下部線維は，肩甲骨下角から第6～8，9肋骨に停止する。解剖学的に下部線維は，外腹斜筋と嵌合をもつことと胸背動脈により栄養供給を受けていることから中部線維と区別できる。この線維は，肩甲骨に付着する割合が小さいことから肩甲胸郭関節への制動効果が高いとは考えづらい。筆者は，呼吸補助機能と下部体幹安定化機構としての役割が大きいと考えている。特に腹壁を構成する筋(外・内腹斜筋，腰方形筋)，また広背筋と側胸部の安定化にも大きく関与していると考えられる。

治療方法 ▶動画17

中部線維の治療と同様，体幹機能障害を呈している対象者が治療対象となる。下部体幹の

▶ 動画17 前鋸筋下部線維

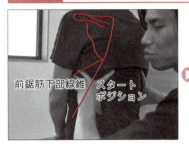
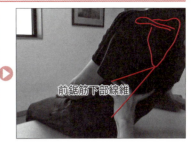

安定性が向上することにより，上部体幹の動きが拡大するため，上方へのリーチ動作が拡大する。

つまり，前鋸筋中部線維の治療によりリーチ範囲は側方に，下部線維の治療により上方へと拡大を認める。また，下方へのリーチ範囲の拡大は靴・靴下の着脱時に必要となり，日常生活動作(activities of daily living：ADL)確保のために重要である。下方へのリーチ拡大のためには，下部体幹と骨盤の分離運動が必要となる(今回は上肢編のため割愛する)。

実際の治療は，付着部である下部肋骨を誘導し運動を行う。留意する点は，広背筋の過緊張を抑制することである。治療肢位は，座位で上肢下垂位にて行う。まず，母指・示指・中指で腰背腱膜を含めた広背筋を持ち上げるようにし，背部の緊張を緩和させた状態にする。残りの環小指を第6～7，7～8肋間部におく。対象者に呼吸運動を指示し，呼気の際，肋間が伸張させるのを環小指を用いてアシストする ▶動画17 。まずは中部線維と同様に，両側の動作より始め，呼気の際，下位肋骨に伸張を加えていく。両側の運動ができれば片側の運動を行う。下部体幹が硬いと仙骨座りとなることが多いので，坐骨支持へと誘導していくとよい。この場合も，中部線維と同様に端座位で行うほうがよいが，足底が接地しすぎていると誘導しづらいので少し高めの座位が望ましい。

8 肩鎖関節・胸鎖関節の牽引治療

特徴

1) 肩鎖関節(acromio-clavicular joint)

肩峰と鎖骨肩峰端により構成される平面関節である。胸鎖関節と連動し，肩甲骨が上腕骨と協調して動くことを可能にしている。関節上部は，肩鎖靱帯によって覆われ，僧帽筋筋膜とともに鎖骨端の上方転位を防いでいる。しかし，肩鎖靱帯のみでは強度が低く，それを補強するために烏口鎖骨靱帯が存在している(図12)。烏口鎖骨靱帯は，烏口突起と鎖骨下面にある鎖骨菱形・円錐靱帯結節下の間に張る強靱な靱帯で，肩鎖関節の副靱帯として作用する。

烏口鎖骨靱帯は，菱形靱帯(trapezoid ligament)・円錐靱帯(conoid ligament)に分けることができ，それぞれ関節制御構造が異なっている。菱形靱帯は，烏口突起の小胸筋付着部後方から起始し，鎖骨下面の菱形靱帯綾に停止する。この靱帯は，肩甲骨の下方回旋を制動す

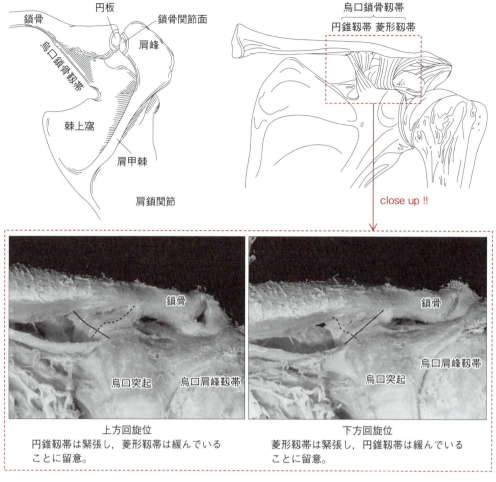

図12 肩鎖関節と烏口鎖骨靱帯

る作用をもち，この靱帯に短縮が発生すれば，ADLでは結帯動作に制限を認めることになる。円錐靱帯は，烏口突起内側基部を頂上として逆三角形状に広がり，円錐靱帯結節に停止する。この靱帯は，肩甲骨の上方回旋を制動する作用をもち，この靱帯に短縮が発生すれば，ADLでは結髪動作に制限を認めることになる。

2) 胸鎖関節（sterno-clavicular joint）

　　胸骨の鎖骨切痕と鎖骨の胸骨端により形成される球関節構造を呈する。鎖骨の胸骨端が大きく，関節としての適合性はよくないが，関節円板が介在することにより両者の適合性は増大している。関節包は緩く，それを補強するために上面には鎖骨間靱帯，前後面には胸鎖靱帯が存在している。また，鎖骨間靱帯は，鎖骨の肩峰端が押し下げられたとき，胸骨端が浮き上がるのを制限している。その他，胸鎖関節には肋鎖靱帯が存在しており，鎖骨の挙上角度を抑制するために作用している。肩鎖関節・胸鎖関節の硬化は，上肢挙上時に，鎖骨の可動性が制限されるため，鎖骨下で腕神経叢，鎖骨下動脈の牽引症状が生じやすい。特に，鎖骨骨折後に生じやすい症状といえるが，高齢者や，いわゆる胸部出口症候群を呈する対象者の場合も同様の症状を認める。胸鎖関節は球関節構造を呈し自由度が高い関節なので，治療自体は難しくなく，容易に改善できるため，必ず身につけたい手技の1つである。

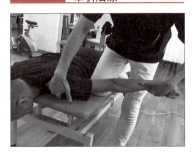

動画18　肩鎖関節・胸鎖関節の牽引治療

治療方法　動画18

　治療は，上肢の挙上に伴い起こる鎖骨の動きを誘導しながら伸張を加えていく．鎖骨の動きを誘導するため，鎖骨を把持するところから始める．治療肢位は，座位，側臥位，腹臥位のどの肢位でも行える．鎖骨をベッド上に固定することで安定性が得られ，治療しやすいので，筆者は腹臥位での治療を好んで行っている．

　実際の治療は，背面から，環小指を用いて鎖骨を支持し，手掌面にボールを包み込むように上腕骨頭を把持する．その状態で上肢伸展を加え，鎖骨外転を誘導していく　動画18 。また，環小指で鎖骨を誘導しながら，手掌面で肩鎖関節の動きを誘導していく．柔軟性が増してくれば，上肢伸展角度を増大させ，さらなる可動域の拡大をめざしていく．その際に肩甲骨の内転可動域に制限があると胸鎖，肩鎖関節の可動性が制限されてしまうので，必要に応じて菱形筋への治療を加え，肩甲骨内転角度を増大させてから治療を再開するとよい．腹臥位での治療が完成すれば，座位にて結髪動作を行う方向に動かしてもらい，鎖骨の挙上・回旋も誘導していく．

● 文献

1) 坂井建雄，他（監訳）：プロメテウス解剖学アトラス　解剖学総論／運動器系（第3版）．医学書院，2017
2) Cloward RB : Cervical discography. A contribution to the etiology and mechanism of neck, shoulder and arm pain. Ann Surg 150 : 1052-1064, 1959

D 肩関節

1 三角筋(図1)[1]

特徴

　三角筋は，肩関節を覆い尽くす広範囲で強靭な筋であり，前・中・後部線維からなる。この筋は，小円筋とともに腋窩神経(C5)支配を受けている。本筋は，肩挙上の主動作筋として知られているが，筆者は，発達生理学の観点から別の考察を行い治療にあたっている。

　まず腋窩神経の走行について考える必要がある。腋窩神経は，鎖骨下の腕神経叢より腋窩を通り身体背側に移動し，四辺形間隙(quadrilateral space；QLS)を通った後，上腕をとり囲むように三角筋後部→中部→前部線維を支配し走行する。つまり，身体腹側から背側へ走行した後，上腕を一周するように回旋走行する(図2a)。このような走行形態を示す神経は，腋窩神経のみであり，負荷が生じやすく，絞扼性などの損傷〔ex：四辺形間隙症候群(QLS症候群)，図3〕を受けやすい。

　なぜこのような走行を示すのかは，過去に人間の移動方法であった四つ這い位を考えると解釈しやすい。四つ這い位の状態で，腋窩神経の走行を見てみると回旋走行ではなく，通常の直線での走行となるのが理解できる(図2b)。つまり，人間は二足歩行に進化したが，神

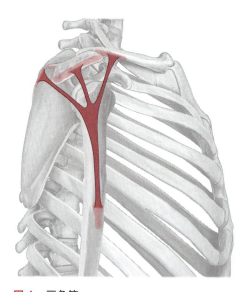

図1　三角筋
〔坂井建雄，他(監訳)：プロメテウス解剖学アトラス 解剖学総論／運動器系(第3版)．306，医学書院，2017を参考に作成〕

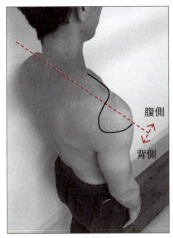
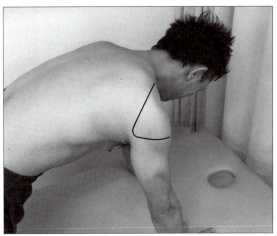

a：立位時
神経は腹側から背側へと走行し不合理な走行となる。

b：四つ這い位
神経走行は直線となり負荷が生じづらい。

図2 肢位による腋窩神経の走行の違い

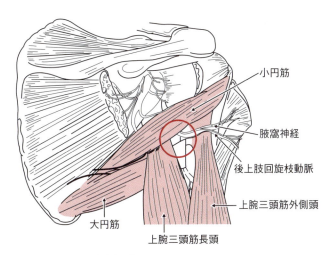

図3 四辺形間隙症候群
四辺形間隙(quadrilateral space；QLS)とは肩後方に存在する小円筋，大円筋，上腕三頭筋長頭によって囲まれる間隙のことをいう。
その間隙の間を腋窩神経と後上腕回旋枝動脈が通過している。
この間隙が外傷などにより損傷を受けると腋窩神経麻痺が生じることがある。

経走行はそのままの状態であるといえる。それらのことから，もともと三角筋の機能は上肢挙上ではなく，体幹を前方に推進するための上肢前方移動(主に前部線維)と左右安定性(主に中部線維)と考えられる。上肢を推進させ，体幹を移動させる際，体幹と上肢を固定させる必要があり，その固定効果に大胸筋が関与していると考えられる。つまり，三角筋と大胸筋は協調作用をもつと考えられ，なかでも推進力に動きに最も敏感な前方線維と協調作用が重要であるといえる。

上記より，アウターマッスルの緊張抑制を行う場合に，高い抑制効果が期待できる線維は，三角筋のなかでも前部線維であると考えられる。実際，①三角筋は，表面から観察する

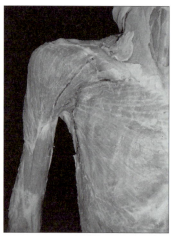
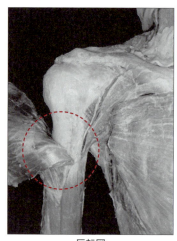

表層図	反転図
表層から観察すると筋線維で構成されているように見える。	前部線維の裏側は腱成分に富むことがわかる。

図4 三角筋の表層図と反転図

とほぼ筋線維のみで構成されているように見えるが，筋を反転すると，中・後部線維に比べ，前部線維に腱成分が豊富に存在するのが観察でき（**図4**），②大胸筋は腋窩から腱成分で構成され，大結節稜に停止している。その停止部の表層には，三角筋前部線維が覆い被さるように存在している。よって，三角筋前部線維に治療操作を加えれば，大胸筋腱への緊張抑制効果も期待できる。これらのことより，前部線維には，大胸筋腱も含め腱集合体が存在しており，治療操作を行うには適しているといえる。

治療方法 ▶動画19, 20

　実際の治療方法は，①前部線維に直接伸張操作を加える方法と，②求心位を他動的に保持させながらリラクゼーションを加える方法がある。

　①の場合，用いる動作は水平外転が適している。伸張を加える際，肩外転90°では，三角筋が少し緩んだ肢位となるので，約80〜85°外転位にて操作を加えるのが望ましい。水平外転を加え，伸張位を感じとれれば，前部線維に直接伸張操作を加えていく▶動画19。②は側臥位で行うとよい。まず，上腕骨頚部を示指–中指間で把持する。腱板筋群に異常を生じている場合，肩外転を誘導していくと，骨頭が挙上してしまい求心位を保持できなくなるのを感じることができる。求心位を保持できていない状態で運動を続けると，いわゆるアウターマッスルの高緊張を招く結果となる。

　セラピストは，外転誘導時，求心位から外れてしまいそうな感覚が生じれば，他動的に骨頭を求心位に保持させるように誘導するとよい▶動画20。操作中に注意すべきは，筋肉は長さ–張力曲線の関係から，最大伸張位と最大収縮位の状態では筋の反応は誘発しづらいということである。最も反応を起こしやすい軽度伸張位にて治療操作を加えていくほうが効果的といえる。あくまでアウターマッスルの緊張を抑制しているだけなので，回旋角度の大きな改善は期待できない。

▶ 動画 19　三角筋①

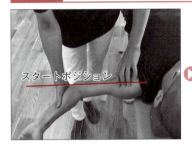
スタートポジション

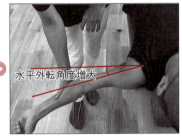
水平外転角度増大

▶ 動画 20　三角筋②

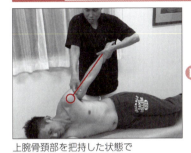
上腕骨頚部を把持した状態で

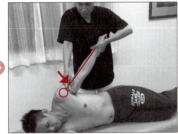
骨頭を関節窩に適合させる

2 大胸筋(図5)[1]

特徴

　大胸筋は胸筋神経(C5〜8)の支配を受け，鎖骨・胸骨・肋骨・腹部から大結節稜へと広範囲に走行する。鎖骨部が胸骨部を，胸骨部が肋骨部をといったように，頭側から尾側へと順に覆い被さるように存在している。肩関節への大胸筋の作用について考える際，筋線維走行

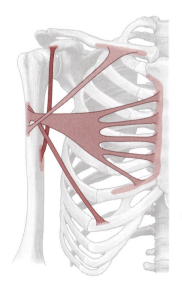

図5　大胸筋
〔坂井建雄, 他(監訳)：プロメテウス解剖学アトラス　解剖学総論／運動器系(第3版). 310, 医学書院, 2017 を参考に作成〕

と関節軸の関係を考慮する必要がある。

　作用を大きく分けると，上肢を挙上させる線維群（鎖骨・胸骨部）と引き下げる線維群（肋骨・腹部）に分別できる。僧帽筋と同様に挙上困難の状態が続いていると，引き下げに作用する線維の機能は低下していく。

　また，生物は移動を行うために鏡像，いわゆる左右対称性（四肢）と，視覚機能の確保・食物摂取のために背腹性（体幹）を呈している。背腹性を呈することで頸部の動きが可能となり，眼球と口を前方に向け，視野の確保と食物摂取を可能にしている。その際，頭部を安定させて運動を行うことが必要となる。つまり，頭部運動時には，前胸部の固定支持作用が必要となる。その役割を大胸筋が担っている。よって本筋の機能不全は，肩関節運動だけでなく，頭部安定性にも影響を及ぼす。そのため，筆者は，大胸筋（胸郭）に圧迫を加えた状態で頭部の動きを誘導することが有効と考え，腹臥位による治療を実践している（図6）。

治療方法　▶動画21, 22

　筋の緊張を抑制する方法は数多く存在するが，筆者は，動作時に腱部分に伸張操作を加える方法をとっている。腱部分のなかでも，筋腹と腱の移行部が効果的である。なぜなら，筋腹と腱の移行部にはゴルジ腱器官が最も多く存在しているからである。ゴルジ腱器官に刺激を加え，伸張反射を誘発することにより，緊張の抑制が可能である。大胸筋は腋窩部より腱成分となり，大結節稜へと停止していく。つまり，腋窩部に伸張操作を加えれば，大胸筋の緊張は抑制しやすいといえる。

　しかし，対象者の多くは疼痛により上腕骨を挙上できず，上肢の操作性も低下している。その状態で腋窩部に操作を加えようとすれば，セラピストの手が気になり，挙上運動を行いづらい。そのため筆者は，腋窩部での伸張操作は加えないようにしている。実際は，腹直筋を介した腹部線維を治療操作部位として用いている。理由は，大胸筋腹部線維は腹直筋と筋連結しており，腹直筋にリラクゼーションを加えることにより，腹部線維の緊張抑制が可能だからである（図7）。

　大胸筋は各線維群自体が鎖骨部から腹部線維まで覆いかぶさるように連結している。つま

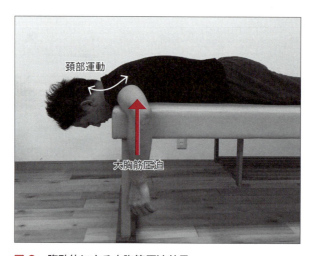

図6　腹臥位による大胸筋圧迫効果

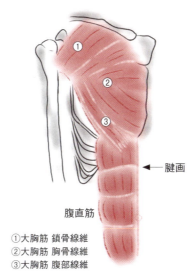

①大胸筋 鎖骨線維
②大胸筋 胸骨線維
③大胸筋 腹部線維

図7 大胸筋と腹直筋の関係
大胸筋腹部線維は腹直筋と連結する。

▶動画21 大胸筋①

大胸筋腹部線維が伸張されるに従い，腹筋腱画部に圧迫を加える。

り，腹部線維の緊張緩和は，大胸筋全体の緩和につながるといえる。方法は，腹筋の腱画部位を触診し，伸張操作を加えていく▶動画21。上肢挙上に伴い，大胸筋の緊張が高いと腹筋の緊張が高くなってくるのが触知できる。緊張の高さを触知できれば，腱画に伸張操作を加えていく。何度か操作を加えていくことにより，腹筋が緩んでいくとともに挙上角度が増大していく。

また，側臥位にて三角筋緊張抑制を行った後，そのまま大胸筋の緊張抑制治療を行う方法もある。肩甲胸郭関節の治療を引き続き行いたい場合には有効である▶動画22。

3 大円筋(図8)[1]

特徴

　大円筋は下角から小結節稜に向けて走行し，胸背神経(C6～8)の支配を受ける。この筋は，肩関節下方支持組織の動的安定化機構として重要な役割を担っている。有痛性肩関節障害例における本筋の多くに筋攣縮による圧痛所見が認められる。原因には，腱板筋骨頭付着形態と支配神経が関与している。腱板自体，5層構造を呈し，第4・5層ですべてつながっている(図9)[2]。つまり，どこか腱板筋腱に炎症症状が生じると，一時的にではあるが，腱板筋すべてに炎症細胞が浸潤し症状として現れる。その際，痛みによる伸張反射である筋攣縮が発生するが，肩甲下筋と同じ肩甲下神経支配を受ける本筋にも痛みが発生することとなる(図10)[3]。本筋の機能不全や緊張増加は，上腕伸展・下制方向への異常アライメントを発生する要因となる。結果として，上肢下垂位でも下方関節包を下方へ伸張することとなる。疼痛の原因は，肩甲上腕関節包への侵害刺激による関連痛であり，筋攣縮(筋虚血状態)として筋機能障害を呈していることが多い。その状態が長期化すれば，筋は短縮し，可動域制限をきたすこととなる。

　治療は，①筋攣縮の改善，②筋短縮の改善に大別できる。①と②の病態像の違いであるが，筋攣縮は，筋への虚血が起こっているため，その筋に対して徒手的に圧を加えれば疼痛(圧痛所見陽性)として訴えられる。また，虚血により正常な筋機能が妨げられているため，自動的に筋出力を導出しようとしても困難である。つまり，active lagが発生しているといえよう。対して筋短縮は，筋線維の正常な伸張性が低下しているだけなので，筋機能そのも

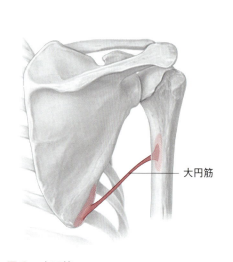

図8　大円筋
〔坂井建雄，他(監訳)：プロメテウス解剖学アトラス　解剖学総論／運動器系(第3版)．308，医学書院，2017を参考に作成〕

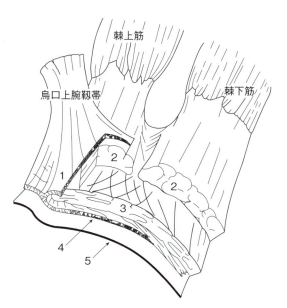

図9　腱板5層構造
腱板は5層構造を呈し，関節包を介した連結を認めるために，腱板構成筋すべてに影響を与える。
〔Clark JM, et al：Tendons, ligaments, and capsule of the rotator cuff. J Bone Joint Surg 74A：713-725, 1992 より〕

のに問題は生じていない。そのため，圧痛所見やactive lag などは認められない。持続的伸張を加えていくことが筋短縮に対する治療となる。筋攣縮に対する治療では，虚血を改善させるとともに正常な筋機能を獲得していかなければならない。筋攣縮は，筋に収縮-弛緩操作を加え（筋ポンプ作用），停滞している血流を改善させることにより改善できる。治療は，比較的即時効果が高く満足のいく結果が得られやすいため，必ず身につけたい手技の1つである。

治療方法 ▶動画 23, 24

実際の治療は，大円筋が最も作用する肩関節伸展動作をうまく誘導していくことが効果的である。治療開始時，多くの対象者は肩屈曲 95°位で制限が生じている場合が多いので，屈曲 85～90°位，scapula plane よりも少し内側をスタートポジションとすると，大円筋にストレスがかからず治療しやすい ▶動画 23。

治療肢位は，背臥位で行う方法と側臥位で行う方法がある。背臥位で操作を行う場合は，

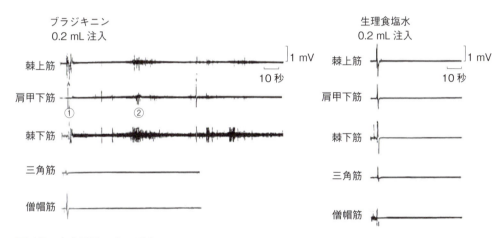

図10 疼痛発現メカニズム
①物理的刺激作用→直接的刺激（Ⅲ・Ⅳ群線維の反応）
②生化学的刺激作用→①よりも 20 秒後くらいに生じる（内因性発痛物質が作用する）
〔村上元庸, 他：肩関節包の神経支配と疼痛発生機序. 関節外科 16(8)：49-57, 1997 より〕

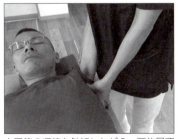

▶動画23 大円筋①

大円筋の収縮を触知しながら，肩伸展運動を誘導する。留意点は，上腕三頭筋の代償運動を抑制することである。

▶ 動画24 大円筋②

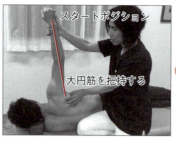
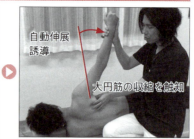

スタートポジション／大円筋を把持する／自動伸展誘導／大円筋の収縮を触知

　対象者がベッド中央に寝ていると上腕への操作を加えづらいので，筆者は，上半身をベッド端に移動させ，肩甲骨が半分ベッドからはみ出るくらいの位置で行っている。その肢位で治療するメリットは，①治療する上腕とセラピストの重心が近づくため，安定した状態で操作を加えることができる，②肩甲骨が半分ベッドから出ていることにより，肩甲骨の前・後面を触診しやすく，筋の緊張状態を確認しながら治療を行える点である。

　徒手的操作を加えていくとき，筋は攣縮により出力できない状態となっているので，いわゆる代償動作により運動が行われていないかを確認するため，筋収縮を必ず触知しながら行う必要がある。また，筋が最も収縮しやすい運動は等尺性収縮であるので，治療開始時は等尺性収縮から始め，収縮が得られてくれば徐々に等張性収縮の要素を取り入れていくとよい。等尺性収縮により筋出力が得られれば，対象者に力を抜いてもらいリラックス位をとってもらうと筋が弛緩した状態を触知できる。弛緩したぶんだけ挙上角度を増やして伸張を加えていき，その角度で再度収縮操作を行えばよい。

　等尺性収縮により筋攣縮が改善されても，等張性収縮による治療を行わなければactive lagが残存したままとなるので留意する必要がある。筆者は，まず等尺性収縮により筋収縮を促し，可能になれば収縮時間を変化させ，一定時間(約3秒程度)筋の収縮を持続的(持続的等尺性収縮)に行わせている。なぜなら筋は作業中，持続的に収縮させる必要があり，もし作業中に収縮が途切れれば，作業を遂行できないからである。筋攣縮が改善し，active lagが消失してくれば徐々に関節包牽引を行い，短縮により発生している可動域制限に対してアプローチしていくとよい。側臥位で行う場合や背臥位で行う場合，ベッドの高さが高くなければ行いづらいという欠点がある。それを解消させるための方法なので，セラピストの誘導しやすいほうで行うとよい ▶ 動画24。

4 棘上筋(図11)[1)]

特徴

　棘上筋は，棘上窩から大結節に向けて走行し，肩甲上神経(C5～8)の支配を受ける。この筋は，肩関節上方支持組織の動的安定化機構として重要な役割を担うとともに肩峰下滑液包と活動機構を形成する(図12)。また，棘下筋と同様，腱板断裂の発生頻度が高く，治療機会も多い。その際，断裂部位を特定するためにはMRIなどの画像診断が最も正確である。しかし，すべての対象者にMRI撮影が行われることはまれで，理学所見から断裂部位を特

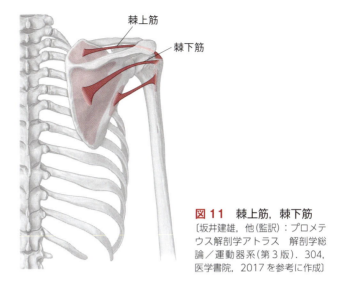

図11 棘上筋，棘下筋
〔坂井建雄，他（監訳）：プロメテウス解剖学アトラス　解剖学総論／運動器系（第3版）．304，医学書院，2017を参考に作成〕

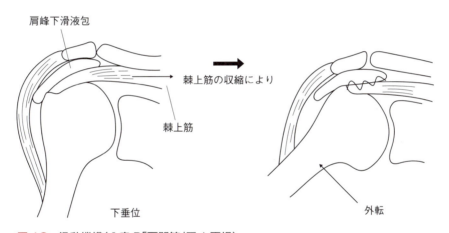

図12 滑動機構（Ⅰ章B「肩関節」図1再掲）
滑液包そのものには滑走能力はなく，滑液包壁の上面，下面に存在する滑膜と脂肪組織がキャタピラを転がすように移動する．
その力源となるのは腱板筋の筋収縮力である．

定することが多い．筆者は，棘上筋断裂の場合，①表層もしくは深層線維断裂か，②前方もしくは後方線維断裂かを識別して治療にあたっている．

①に関しては，表層線維断裂のほうが重度症状となる．腱表層は肩峰下滑液包と接しており（滑動機構），損傷による炎症症状後，癒着瘢痕化による可動域制限を惹起することになるからである．深層線維断裂は，接しているのは大結節部であり，いわゆる瘢痕化するおそれがない．つまり，生じる問題は，lagの発生が主であり，疼痛や可動域制限は軽度となる．生じている症状により断裂部位を見極めることができる．

②に関しては，断裂部位を触診で特定することも可能である．筆者は，大結節に示指（大結節前方）・中指（大結節後方）の2本を置き腱板筋腱を触れ，腱の弾力を感じず骨を直接触れた側を断裂部位として捉えている（**図13**）．示指側に断裂が疑われる場合は棘上筋断裂，中

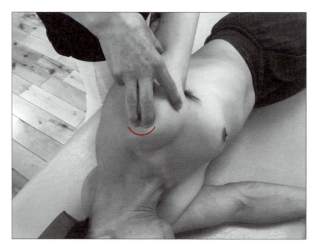

図13 腱板断裂（徒手的所見操作）
①大結節を上方から押さえる。
②腱の弾力を感じとれず，骨を直接触れる場合，断裂所見陽性となる。
③示指側（大結節前方）に陽性所見を認める場合，棘上筋断裂となる。
　中指側（大結節後方）に陽性所見を認める場合，棘下筋断裂となる。

指側に断裂が疑われる場合は棘下筋断裂としている。また，高齢者などに多い退行変性を原因とした断裂は，大断裂となっていることが多い。その場合，退行変性による断裂なので，炎症は伴わず，疼痛を訴えることは少ない。当然，触診した際には，示指・中指ともに直接骨を触れ，腱の弾力は感じとれない。

　断裂部位を特定してから介入するが，治療を行うにあたっては，近位線維と遠位線維に分けて考えると治療が行いやすい。以下に詳細を述べる。

5　棘上筋近位線維

治療方法：近位線維　▶動画25

　rotational glide（挙上 90〜120°）の治療を行う際，棘下筋と同様に筋線維走行を考える必要がある。棘上筋も棘下筋と同様，各線維群がそれぞれ働き，1つの筋ユニットとしての役割を果たす。

　従来，棘上筋の筋線維方向は，前部線維・後部線維に分けられていたが，筆者は，近位線維・遠位線維に分けたほうが治療に役立つと考え実践している（**図14**）。なぜなら，下垂位から最大挙上までの全可動域に同じ筋線維が作用するとは考えづらいからである。遠位線維は，下垂位から大結節を引き上げるために有利な位置にある。しかし，挙上角度の増大とともに，大結節が近づいてくるので緩みが生じる。つまり，遠位線維は下垂位から挙上する際に作用しやすいが，挙上角度が増大してくるに従い出力は弱くなる。対して近位線維は，下垂位では大結節との距離が遠く，作用しにくい。しかし，挙上角度が増大してくれば，出力しやすい位置に存在するようになる。

　つまり，痛みにより挙上制限が生じている状態では，遠位線維は作用するが，近位線維は

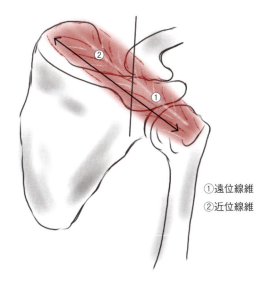

①遠位線維
②近位線維

図14 棘上筋の筋線維方向から考える線維の分別

遠位線維は上肢を最終挙上するために作用する線維である。近位線維は上肢下垂位から大結節を挙上させるために作用する線維と考えられる。

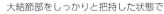
動画25 棘上筋近位線維

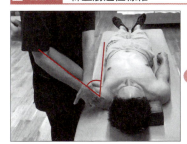 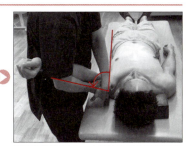

大結節部をしっかりと把持した状態で　外転収縮を加え，大結節を肩峰下に誘導していく。

筋出力ができていないといえる。その状態が続けば，遠位線維の負荷量が増大し，筋内圧の上昇とともに緊張が亢進する。インピンジメント症状のある対象者の棘上筋を触知すると，近位線維は低緊張で圧痛を認めないのに対し，遠位線維は高緊張で圧痛所見が陽性になっている。この状態を改善させるためには，近位線維の筋出力を誘導し，遠位線維の負荷量を軽減させることが重要である。

　実際の治療は，近位線維の筋出力を誘発していくことが中心となる。つまり，挙上位での外転運動を誘導する必要がある。筆者は外転運動時，大結節を中環指でアシストし，肩峰下に押し込む方法をとっている 動画25。その際，大結節の突起部に指を置いたままだと触診している指がずれやすい。大結節の突起より半横指下にずらし，大結節ふもと部をアシストするのが望ましい。治療によりインピンジメントが改善されると大結節が肩峰下で衝突しなくなるので，挙上位での回旋可動域の改善（結髪動作）が認められる。

6 棘上筋遠位線維

治療方法：遠位線維 ▶動画26, 27

　棘上筋線維走行による負荷量の違いについては前項を参照してほしい。夜間時痛を呈する対象者が治療の対象となることが多い。遠位線維は大結節の挙上に有利な場所に位置していることから，遠位線維の疼痛による短縮は，大結節を挙上位に固定させてしまう（図15）。その状態が長期化すれば，結果として内転可動域制限を発生しうる。

　治療は，遠位線維にリラクゼーションを加え，内転可動域を改善させることが必要となる。実際の治療は側臥位で行うことが多い。

　方法としては，①肩甲骨アライメントを整えたうえで，上肢内転可動域を拡大させていく方法 ▶動画26，および②大結節を触知した状態で，大結節そのものを肩峰下から引き出し内転可動域を拡大させていく方法 ▶動画27 がある。

　①について，セラピストは，上腕を下垂させ，アライメントが崩れない角度まで下垂させていく。約50°くらいでスタートすることが多い。その角度で把持し，肩甲骨下方回旋を抑制しながら上肢を下垂させていく ▶動画26。棘上筋は，肩挙上を行う際のスターターマッスルとして知られている。下垂位から挙上する際（約30°まで），上腕骨頭と関節窩の適合性が増大するため，肩甲骨はまず下方回旋が生じる。つまり，内転角度を改善させるために

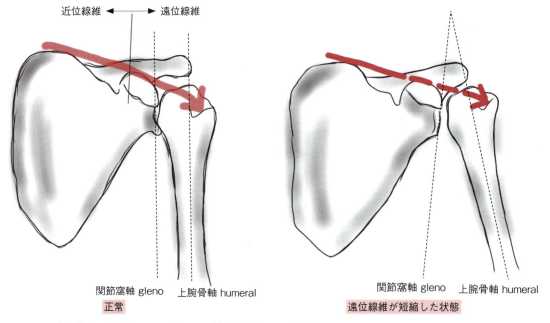

図15　遠位線維の短縮・緊張異常により短縮位を呈した状態
遠位線維が正常な場合，関節窩と上腕骨軸は並行である(gleno-humeral angle)。
遠位線維が異常を呈した場合，gleno-humeral angle は増大する。
つまり，肩甲骨は下方回旋し，上腕骨は外転位を呈していることから内転可動域制限が考えられる。
この角度が増大すれば肩峰下内圧の上昇につながり，夜間時痛を発現する要因となりうる。

▶ 動画26 棘上筋遠位線維①

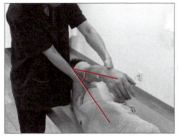
スタートポジションは外転50°が行いやすい。肩甲骨運動を抑制させた状態で行う。

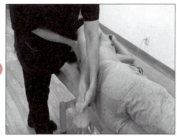
外転収縮を誘導した後，内転可動域を増大させていく。

▶ 動画27 棘上筋遠位線維②

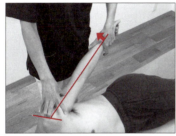
大結節を把持した状態で外転収縮を誘導した後，

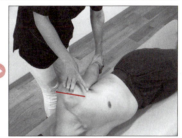
内転伸張を加える。

は，肩甲骨下方回旋角度の改善が必要となる。リラックスできてくると，容易に改善することが多い。

　②については，まず大結節を触診することから始める。大結節自体は，肩峰下に存在することから容易に触診できる。しかし，夜間時痛などが生じている患者は，大結節が肩峰下に滞っている場合が多いので留意が必要である。大結節を触知できれば，上肢内転誘導していくが，ポイントは上肢アライメントを整えていくことが必要である。アライメントが崩れている状態では，肘伸展が生じやすく，うまく大結節を誘導することができない。アライメントを整える際に留意すべきは，肩峰-肘頭のラインを整え，前腕は回旋軸を変化させながら治療していくことである▶動画27。

7　棘上筋の伸張操作

治療方法：伸張操作 ▶動画28

　棘上筋の出力が増大し，インピンジメントが改善されれば，結髪動作の獲得が可能となる。その後の方針は，症例により異なるが，結帯動作の獲得をニーズとする対象者は多い。結帯動作に必要なのは内転・内旋可動域の獲得であり，特に棘上筋の伸張性が重要となる。

　治療は，上腕骨顆部を操作し上肢をベッド下に回していく方法により行っている。伸張を加えていく上腕骨頭に対しては，伸張性を確認するための触診ができない。そのため，対象

▶ 動画28 棘上筋の伸張操作

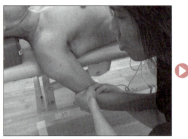
上腕骨顆部を把持した状態で

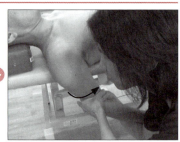
内転誘導を行う。

者の主訴をよく聞きながら治療していく必要がある。また多くの場合，固定などの期間を経て，断裂部位に癒着瘢痕形成が完成した部分を直接伸張していくことになる。つまり，伸張を加えた際に癒着瘢痕形成した部分などの傷口が拡大し，炎症症状などが再燃する可能性もある。瘢痕形成により損傷部位は安定しているので，必ず左右差は生まれ，健常側の角度の改善までは難しい。

　実際の治療は，セラピストが上腕骨顆部を両手で把持し，時計の振り子のように内転・内旋を加えていく。気をつける代償動作は前腕回内動作である。前腕回内が代償動作として強く生じてしまうと，運動としての内転・内旋はほぼ生じない。

　治療操作においては，前腕回内を生じないように配慮しなければならない。治療を行う前腕をセラピストの前腕に乗せ，リラックスした状態で肘が屈曲位になるように把持する。そうすると円回内筋の緊張が緩和され過剰収縮が起こりづらくなる。そのまま上腕骨外顆に対し，中指で背側を，母指で腹側を把持する。顆部には外顆と内顆があるが，内側上顆は外顆に比べ突起状となっており，把持するには適さない。また，内側上顆下方に尺骨神経が走行しており，操作を加えるセラピストの指の圧迫力によりしびれを誘発してしまうことがある。そのため，面が広い外顆を把持するほうが治療には適している。先述したように時計の振り子をイメージしながら伸張を加え，もう片方の手も外顆外側を把持する。把持する部位は外側上顆よりも少し近位部が行いやすい。その部位を把持すると，外顆前後・外側も固定される。伸張を加える前に，棘上筋の収縮を一度誘発しておくと筋が緩みやすく伸張操作を加えやすい。外転収縮を加えた後，肘の屈曲角度に気をつけながら上腕をベッド下に持っていき伸張を加えていく▶動画28。

8　棘下筋（図11 ➡ 85頁）

特徴

　棘下筋は，棘下窩から大結節に向けて走行し，肩甲上神経（C5〜8）の支配を受ける。この筋は肩関節後方支持組織の動的安定化機構として重要な役割を担う。腱板断裂が発生する頻度は高く，治療機会が多い。肩可動域制限の治療時に前方と後方関節包でどちらを優先して治療を行っていくか迷うセラピストは多い。その際，関節包・筋腱の付着形態から考えると理解しやすい。

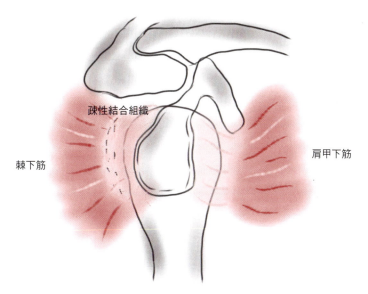

図16 棘下筋と後方関節包との結合様式について
肩甲下筋は直接，筋線維のまま関節包に連結するのに対し，棘下筋は疎性結合組織を介して連結する。
これは，挙上時，骨頭が後方関節包に下降してくる際にクッション代わりの役割を果たすためと考えられる。

　まず，関節包の厚みを，MRIなどから観察してみると，前方と後方では後方関節包のほうが厚い。また，前方関節包には肩甲下筋が直接連結するのに対して，後下方関節包は疎性結合組織を介して棘下筋が連結している（図16）。つまり，腱板炎や関節包が炎症を生じた際，疎性結合組織にも炎症症状が波及することとなり，そこには，肉芽・瘢痕組織が形成される。つまり，後方関節包は，拘縮を発生させる要素が強いと考えられる。そのため，棘下筋に対する治療は拘縮改善のためにも重要となる。

　筆者は，棘下筋に生じる疼痛や筋機能不全の原因は筋線維走行の特徴にあると考えている。棘下筋の走行（図17）は，上部（肩甲棘から大結節に向けて走行）・中部（肩甲骨体部から大結節に向けて走行）・下部（肩甲骨下角から大結節に向けて走行）線維の3方向が観察できる。その走行より，外旋運動に対して，上部線維は下垂位，下部線維は挙上位で作用する。つまり棘下筋は，それぞれの線維群が作用することで1つの筋としての役割を果たすといえる。しかし，腱板断裂後や骨折・脱臼後，対象者は挙上障害を呈する。そのため，挙上障害が発生している間，棘下筋下部線維の筋出力は行われない。そういった状況にある対象者の棘下筋を触知すると，上部・中部線維の緊張は高く，強いハリを感じ，圧痛に対して陽性を示す場合が多い。対して，下部線維の緊張は低く，圧痛に対して陰性の場合が多い。その所見から，下部線維の機能低下により，上部・中部線維への負荷量が増し，筋緊張が増大していると考えられる。その状態を改善させるためには，下部線維の機能を改善させ，上部線維から中部線維に生じている負荷量を軽減させることが重要と考えられる。

治療方法　動画29

　実際の治療は大円筋と同様に等尺性の収縮から開始する。下部線維の筋出力を誘発していくことが治療の中心となるので，挙上位による外旋運動が適している。しかし対象者は，通

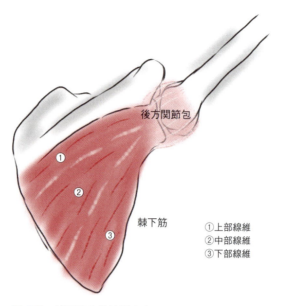

図17 棘下筋の筋線維方向
棘下筋は,後方関節包に連結をもつ。筋線維方向から上・中・下部線維に分けることができる。

▶ 動画29　棘下筋

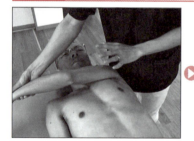

肩甲骨運動制動なしでの水平内転角度

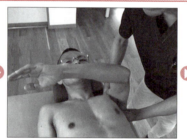

肩甲骨運動すべてを制動した状態での水平内転角度

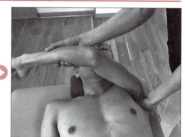

肩甲骨外転を制動した状態での水平内転角度

過障害(インピンジメント)により挙上できない状態となっており,挙上位での外旋運動は誘発しづらい。そのため,別のポジションを用いて治療していくことが望ましい。

筆者は,下部線維の走行から3rd position(肩・肘屈曲90°くらい)での外旋運動が適していると考えている。3rd positionにおいて外旋を誘発するためには,3rd positionの内旋可動域が改善していることが必要となるので,その内旋可動域を拡大することから治療を始める。疼痛を誘発せずに治療を進めたければ,まず水平内転に対する治療から始め,水平内転可動域を拡大させながら内旋ストレッチを加えていくとよい。一般的な水平内転角度は,肩甲胸郭関節や肩甲上腕関節の可動性が混合した状態となっているので,肩甲骨の動きを抑制しながら水平内転を加えていく必要がある▶動画29。

筆者は,肩甲骨の外転運動を抑制した状態で治療を行っている。肩甲骨の挙上や上方回旋を抑制しない理由は,疼痛が誘発されそうになったときに疼痛を回避できないためである。肩甲骨外転のみを抑制した状態であれば,疼痛が誘発されそうになったとき,肩甲骨挙上・

回旋によりそれを回避できる。水平内転可動域が増大してくれば，内旋ストレッチを加えていくとよい。

内旋可動域の拡大が得られれば，棘下筋の筋出力を獲得するために外旋収縮訓練を行う。下部線維の活動量が改善することにより，上部・中部線維の負荷量が軽減することで緊張が正常化され，棘下筋に生じている疼痛は軽減していく。

9 肩甲下筋(図18)[1]

特徴

肩甲下筋は，肩甲下窩から前方関節包，小結節に向けて走行し，肩甲下神経(C6〜8)の支配を受ける。肩甲胸郭関節深層筋として，肩関節前方支持機構としての役割を有する。大きさを見ても，後方腱板と同様に1つのユニットとして考えていくには大きすぎるので，いくつかのパーツに分けて捉えていく必要がある。つまり，各ポジションにより作用する線維は変化していくと考えられ，筆者は3パーツ(上・中・下)に分けて考えている(図19)。

上部線維は肩下垂位で作用し，下部線維は上肢挙上位で作用する線維である。考えなくてはいけないことは，肩脱臼は上肢下垂位ではなく，前下方脱臼が多いことから，挙上位で生じるという点である。挙上位での肩甲下筋線維は，下部線維は伸張されて緊張位にある反面，上部線維は緩んでいる。つまり，挙上位では前方への不安定性が生じているといえる。しかし，図20に示すように上腕骨頭窩には直接筋線維が付着するのではなく，腱成分が付着する。つまり，腱成分が付着することにより強度を増加させ，前方への不安定性に対し

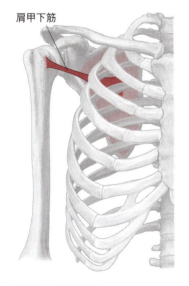

図18 肩甲下筋
〔坂井建雄，他(監訳)：プロメテウス解剖学アトラス　解剖学総論／運動器系(第3版)．304，医学書院，2017を参考に作成〕

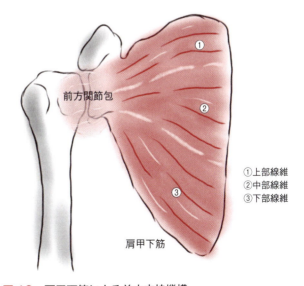

図19 肩甲下筋による前方支持機構
1つのユニットとして考えていくには広すぎる筋であり，3つくらいのパーツに分けて考えていくとよい。

①上部線維
②中部線維
③下部線維

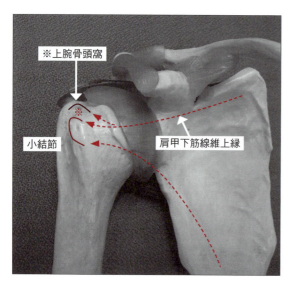

図20　肩甲下筋停止部の特徴
※上腕骨頭窩（fovea capitis of the humerus）：腱成分が付着している．挙上の際，肩甲下筋上部線維は緩み，挙上位での支持性低下を防ぐため．

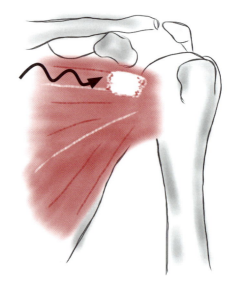

図21　肩甲下筋部分断裂が及ぼす影響
断裂部分に瘢痕が形成されないため，張力が伝わらず，不安定性を発生させることとなる．

て補強を行っている．その付着形態により，肩前方脱臼の発生率は少なくなっているといえる．

また，後方腱板と異なるのは，大結節部，小結節部への停止形態にある．肩甲下筋の場合，関節包との停止部の間に，停止部を補強する結合組織などは存在せず，筋線維が直接関節包に結合している．そのため，断裂などの炎症症状後，癒着・瘢痕組織の拘縮となる要素が少ない．反面，損傷部位を瘢痕などで安定化させることができないので，不安定性が発生することが多い（図21）．

この筋は，烏口突起の関節症性変化による摩擦・摩耗が原因で断裂が生じる（tuff lesion）ことが多い（急性外傷を除く）．疼痛を発生することは少なく，多くの場合，関節鏡視下手術中に棘上筋や棘下筋断裂と同時に発見される．断裂部位の特定には，lift off test（LOT）が有用である（図22）．LOTであれば，大胸筋や三角筋が最大伸張位となり代償として働きづらくなるため，肩甲下筋単独の筋力測定が可能になる．疾患による症状の違いとして，tuff lesionにより損傷された場合に上部線維の断裂を認めるため，上肢下垂位での不安定性が生じる．肩関節脱臼の場合，下部線維の断裂を認めるため，上肢挙上位での不安定性を生じることとなる．

治療方法　▶動画30

肩甲下筋が正常に作用するためには，肩甲骨前傾により肩甲下筋に緩みが生じ，作用しづらくなるため，肩甲骨前傾に関与する前鋸筋上部線維，小胸筋と表層に存在する大胸筋の緊張が正常化されていることが重要である．

実際の治療は，背臥位で膝を立てた状態で行う．両膝位を立てることにより，大胸筋の緊張を抑制することができ，肩甲下筋の動きを誘導しやすくなる．まず，最初に小結節を触診

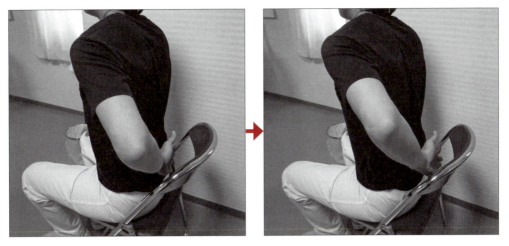

図 22 lift off test（LOT）
背中に手を回した状態で抵抗を加える。大胸筋が最大伸張位となるため、肩甲下筋単独の筋力が測定可能である。

▶ 動画 30　肩甲下筋

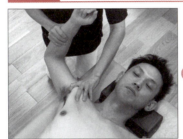
大胸筋腱を抑制した状態で

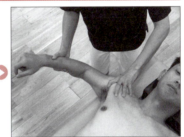
徐々に肩伸展角度を増大させ、肩甲下筋に伸張を加えていく。

することから始める。小結節は、結節間溝から触知するとわかりやすい。前腕回外運動により上腕二頭筋腱を滑走させ、結節間溝が把握できれば、そこから一横指内側に指をずらしたところが小結節となる。小結節に指を置き、まず内旋運動を誘導し小結節に動きが生じるかを確認する。下垂位から少しずつ外転角度を増加させていき、下垂位で小結節の動きが生じずに挙上位で動きが生じるのであれば上方線維の断裂が疑われる。逆であれば、下方線維の断裂が疑われる。付着形態でも記載した通り、痛みを発生することが少ないので筋収縮に伴う骨移動から断裂部位を把握することが望ましい。また筆者は、腋窩部で大胸筋腱を掴み、大胸筋の緊張を抑制した状態で、肩伸展角度を増加させながら内旋運動を誘発している▶動画30。肩甲下筋腱に伸張を加え、筋出力を増加させるためである。

10 RIC（rotator interval capsule）

特徴

RIC（rotator interval capsule，**図 23**[4]）は、烏口上腕靱帯（coraco-humeral ligament；

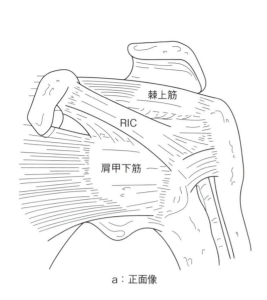
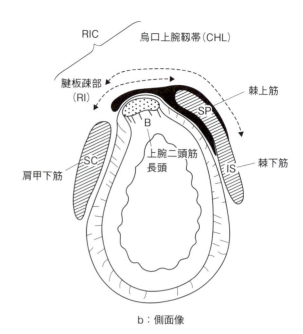

a：正面像　　　　　　　　　　　b：側面像

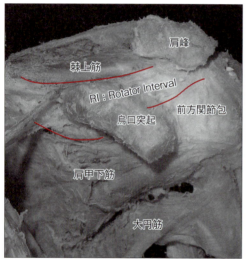

c：正面像の解剖写真

図23 RIC（rotator interval capsule）
側面から見ると烏口上腕靱帯（CHL）は腱板疎部（RI）に比べ広範囲に存在していることがわかる。
〔イラストは Harryman DT, et al: The role of the rotator interval capsule in passive motion and stability of the shoulder. J Bone Joint Surg 74-A(1): 53-66, 1992 より〕

CHL）と腱板疎部（rotator interval；RI）により構成される。伸縮性に優れていることから，肩可動域の調節機構（主に外旋方向，**図24**）[4]の作用をもつ反面，抗張力には劣るため，外力などの損傷を受けやすい組織であるともいえる。また，RIC は加齢とともに肥厚変性していく傾向にあり，肥厚変性により伸張性を失えば，制御方向への可動域が低下する。以下にCHL と RI の特徴を述べる。

1) 烏口上腕靱帯（CHL）

烏口突起から大小結節まで走行する靱帯である。粗性結合組織に近く（約64％），伸縮性に富んでいるが強度は低い組織である。烏口突起下面の付着部は4層構造ではなく，骨膜のまま結合し，表層は滑液包からの滑膜に覆われる。また，小胸筋からの腱線維が約8％加わっており，発生学的に小胸筋腱の腱鞘組織である可能性も示唆されている。

2) 腱板疎部（RI）

いわゆる腱板筋を欠く部位（棘上筋と肩甲下筋の間）に存在し，弾性線維に富む組織である。図24を見てわかるように，RIを切離した場合，上腕骨頭の下方への移動が大幅に増大し，逆に短くなった場合，下方への移動距離が減少する。このことから，RIは上腕骨頭の下方への制動効果としても作用すると推測できる。

治療方法　▶動画31

　CHLおよびRIは，腱板断裂後や大結節骨折後などの最終的な治療の際にターゲットとなることが多い。①癒着・瘢痕化により，腱板筋（特に棘上筋）との滑走が障害された場合，②短縮により伸張性が低下した場合に可動域制限の要因となりうる。靱帯と腱板筋との滑走は，rotational glideを超えた角度で生じる。そのため，可動域制限は約140°以降に生じると考えたほうがよい。また，CHLやRIは外旋制動効果を強く有する。そのため，短縮が生じると外旋可動域制限を発生しうる。上肢挙上位では，CHLやRIは緩むため，挙上位での外旋可動域は比較的保たれる一方で，下垂位での外旋可動域に強く制限が生じる。よって，屈曲140°ほど，外旋制限が2nd position（肩外転・肘屈曲90°ほど）よりも1st position（下垂位での外旋）で強い場合が治療対象となる。これらのことから，インピンジメントが解消されることにより，最終可動域獲得のための治療ターゲット部位となる。

　治療においては，その走行範囲に気をつける必要がある。正面から観察すると，腱板疎部の表面にCHL存在する。しかし側面から観察すると，RIとCHLの走行範囲は大きく異な

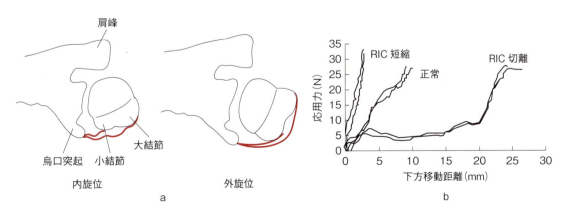

図24　RICの伸張性
a：外旋するとRICは伸張される。
b：RICが短縮すれば下方への移動距離は低下し，RICが切り離されれば上腕骨頭は下方へ転位していく。
〔Harryman DT, et al：The role of the rotator interval capsule in passive motion and stability of the shoulder. J Bone Jpint Surg 74-A(1)：53-66, 1992より〕

▶ 動画31 RIC

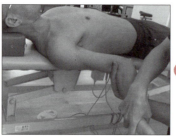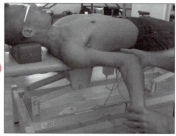

治療前の外旋角度 　　　　　　　治療後の外旋角度

る．RI は，腱板が存在しない部位を走行するので，肩甲下筋と棘上筋の間にのみ存在する．対して，CHL は小・大結節をすべて覆うので，棘上筋停止部まで存在する（**図 23**）[1]．その走行範囲の違いより，RI は外旋，CHL は伸展・外旋制動効果を有するといえる．つまり，滑動機構に癒着変性が生じると，CHL も影響を受けてしまうということである．滑動機構の治療を行うのであれば，CHL の治療も同時に行われなければならない．対して RI はその走行から滑動機構と直接連結をもたないため，その影響は少ない．

　実際の治療は，背臥位でベッドから上腕を垂らし外旋・伸展を加えていく方法がよく行われる．しかし，その方法だと肩前方に全体に放散するような伸張性を感じることが多い．なぜなら前方に存在する RI や CHL 含め，前方関節包，大胸筋，三角筋などのすべての組織が伸張されることとなり，どれが伸張されているかが特定しにくいからである．筆者は，その制動効果の違いから，伸展・外旋を分けて伸張操作を加えていくほうが適していると考えている．背臥位でベッドから上腕を垂らしていく肢位は同じだが，上腕骨外側顆部を制動し外旋操作を加えた後，上腕回旋軸を安定させた状態で伸展操作を加えるようにしている．その方法で行えば，RI に伸張が加わっているのが特定できるため，治療効果は絶大といえる▶ 動画31．その操作を加えた後，下垂位での外旋可動域を確認する．1st position での外旋角度に変化があれば RI や CHL に適切な伸張刺激が加わったと判断できるので，同じ操作を繰り返し加えていくとよい．

11 関節包靱帯の牽引治療

特徴

　上腕骨頭と関節窩は関節包によってつながり，腱板筋群の作用により求心位を保持している．関節包は，下関節包靱帯（inferior glenohumeral ligament；IGHL）によって補強され（**図 25**）[5]，さらにその表面は，腱板筋群（上方は棘上筋・後方は棘下筋・前方は肩甲下筋）によって，上腕骨頭の動きが制動されている．これらの要因により，骨頭と関節窩は，抗重力位の状態であっても求心位を保つことが可能となり，上肢運動がうまく遂行される．そのため，腱板筋群が損傷されると，関節包の伸張性に障害を生じるとともに，骨頭-関節窩間のアライメントが崩れ，動作時に求心位保持が不可能となる．

　下方関節包は，腱板筋の連結はなく，関節包靱帯のみの補強となっている．挙上時，上腕

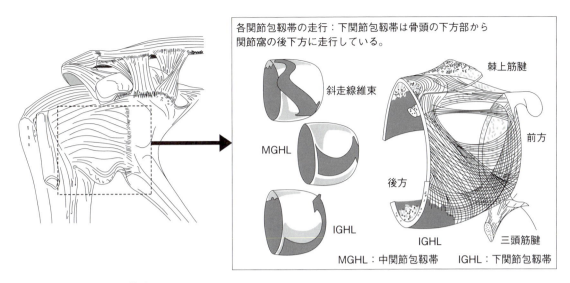

図25 関節包靱帯の構造
〔Gohlke F, et al：The pattern of the collagen fiber bundles of the capsule to the glenohumeral joint. J shoulder Elbow Surg 3：111-128, 1994 より改変〕

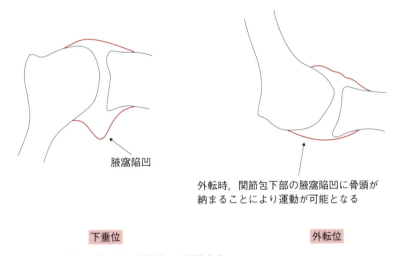

図26 外転運動による関節包の形状変化

骨頭が下方関節包に下がるスペースを確保する必要があるため，かなりの緩みが存在している（**図26**）。有痛性肩関節疾患後など，肩関節運動障害を生じ，下方関節包の伸張性が低下してしまうと，挙上時に上腕骨頭が上方に押し出され，肩峰下での痛みが生じることとなる。つまり，まずは腱板筋群の機能不全を改善させ，通過障害（大結節が肩峰下を通り抜ける屈曲120°が目安）を改善させる必要がある。本治療の対象となるのは，伸張性低下による下方関節包，癒着瘢痕化により拘縮を発生しやすい後方関節包となる。

Check!! 大円筋の項（➡ 82頁），棘下筋の項（➡ 90頁）

治療方法 ▶動画32

　実際の治療は，上腕骨頭を関節窩から離開することから始める．牽引操作はなるべく脱力した状態で行うが，うまく脱力できないことが多く，痛みや緊張増加を招くことも少なくない．関節内は通常，陰圧に保たれ安定性があるが，外傷や炎症後，また加齢に伴い関節内圧は上昇（陰圧増大）している．関節内圧の上昇は，関節を取り巻く肩甲上腕靱帯・関節包の伸張を妨げる．その状態で，無理に離開を加えようとしても，軟部組織は抵抗を示し緊張増加を招く．そのため筆者は，牽引操作を加える前に，まず圧縮操作（上腕骨頭を関節窩に押し付ける）を加えている．その操作により，骨頭と関節窩周辺に存在する受容器が刺激され，関節安定性が一時的に上昇する．関節安定性が上昇すれば軟部組織の緊張が緩み，骨頭が関節窩から離開しやすくなる．

　圧縮を加えた後，肩甲骨面上で牽引操作を加える．筆者の場合，約3回，圧縮と牽引操作を交互に行う．離開できれば，外転（下方組織を伸張），挙上・内旋（後方組織を伸張）を加えていくとよい▶動画32．また筆者は，筋出力を誘発したい場合と牽引操作（伸張）を加えたい場合で治療肢位を少し変えている．筋攣縮により筋機能不全を生じたため，筋出力を誘発したい場合，セラピストの体は安定した状態のほうが治療しやすい．対して，拘縮による軟部組織に伸張操作を加えたい場合，セラピストの体は不安定な状態のほうが治療しやすい．方法としては，支持基底面を変えること，もしくは治療台とセラピストの距離を変化させることがある．また，抵抗運動を行う際には，抵抗を与えたい筋にセラピストの重心部位を近づけていけば，正常な関節運動を乱すことなく，抵抗を増大できる．

▶動画32　関節包靱帯の牽引治療

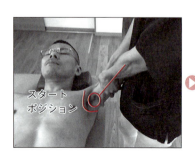

スタートポジション

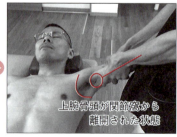

上腕骨頭が関節窩から離開された状態

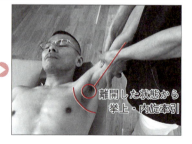

離開した状態から挙上・内旋牽引

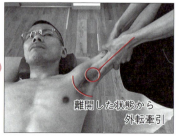

離開した状態から外転牽引

12 stooping exercise

治療方法 ▶動画33, 34

　腱板筋を他動的に滑走（excursion）させ，大結節を肩峰下に通過させておくことを目的とした早期運動療法である．肩甲上腕関節に対する治療であり，肩甲骨の運動は伴わないので，他動屈曲120°まで（大結節が肩峰下を通過するまで）確保できれば成功となる．開始時期が重要であり，すでに拘縮ができあがっている対象者は適応外となる．

　ここで拘縮の概念について説明してみたい．一般的に関節運動は，滑り・転がり・回旋の3つの運動が組み合わさり完成する（図27）．拘縮が存在する関節では滑りが起こらないため運動が制限される．滑りは滑膜と骨との間で生じる動きであり，滑膜が炎症を起こした場合（滑膜炎），あるいは周辺組織に炎症が生じ，その炎症症状が滑膜に波及したとしても障害は生じる．軟部組織の治癒経過として，炎症そのものは約2週間で終息し，その後，周辺組織を含めた癒着形成が始まる．4週間を超えると軟部組織の短縮が始まり，この時期を超えると拘縮と表現される．つまり，拘縮の治療を行う場合，癒着と短縮を改善させる治療が必要である．術後早期に運動療法を行い，癒着形成を防ぐことができれば，拘縮の発生を抑えることができる．外傷，骨折，手術侵襲後は，必ず炎症症状を伴うので，拘縮の発生は必須ということを念頭におきながら治療に臨む必要がある．

　これらを踏まえて考えると，stooping exercise は，術後2～3週間以内に行うのが望ましい．保存療法が選択された場合，骨折部の安定性が低い状態となり，stooping exercise を行うことにより骨が転位してしまう可能性があるので，仮骨形成を認めてからのスタートとすべきである．治療対象となる骨折型は，外科的治療および保存療法例含め，骨幹部骨折と頚部骨折（各々2, 3パーツ）である．

　治療にあたり重要なのは，対象者との信頼関係である．早期に行う治療であるため，信頼関係を築きあげるまで時間が少なく，不安を感じながらの治療となる．しっかりと治療の意

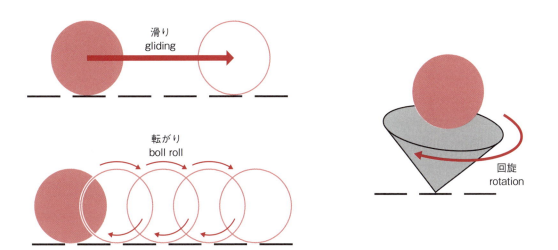

図27　関節運動から捉える拘縮因子
拘縮は，組織間の癒着瘢痕化により生じる滑り動作の障害が最も影響する．

▶動画33 stooping exercise

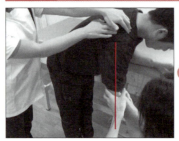
一人のセラピストが，腱板筋群の緊張を触知しながら

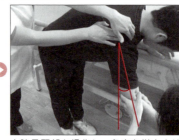
上腕骨顆部を操作し，角度を増大させる。

図・目的・方法を説明したうえで行うことが望ましい。次に重要なのは，疼痛の抑制である。この時期は，拘縮は発生していないため可動域制限に伴う疼痛は起こらず，緊張亢進によるアライメント不良に伴う痛みが多い。この治療を行う前までに三角巾を用いたアライメント調整を必ず行い，緊張の緩和が取れた状態で行うようにする。疼痛が強く発生してしまうと，治療を拒否する対象者も出てくるので注意する。また，外科的治療例(特に髄内釘など)は骨折部が安定しているのでその心配は少ないが，保存療法例では，骨転移を招き偽関節となることもあるので留意しておく必要がある。

　これらを踏まえ，筆者は，2人で stooping exercise を行っている。1人は，対象者の背後から筋緊張を確認(腱板筋が主)し，もう1人は，上腕骨の操作(骨折部の離開を確認しながら)を行っている。2人で行うことにより，緊張亢進に伴うアライメント不良を防ぎ，痛みを誘発せず治療を進めることにより対象者に安心感を抱かせることができる。開始時は，ベッド高を高く設定し，対象者はベッドにもたれるくらいの姿勢から始める。緊張が緩和されてくれば，お辞儀をしていき上腕骨を下げていく。1人のセラピストの判断で，緊張亢進が認められれば，対象者の身体を元の位置に戻すよう指示することで，痛みの誘発はなくなる。徐々にベッドを低くしていき，深くお辞儀できる状態に変化させていくとよい。深くしていけば振り子の原理で肩関節の屈曲可動域が引き出しやすくなる▶動画33。大結節が肩峰下を通過すれば腱板筋腱が滑走していると判断し，その時点で終了とする。特に回数などは関係なく，対象者の負担を考えると，時間もなるべく短いほうがよい(長くても10分程度)。筆者の経験上，三角巾固定がうまく行え，アライメントが崩れていない対象者に関しては，特に問題なく治療が進むことが多い▶動画34。

● 文献
1) 坂井建雄，他(監訳)：プロメテウス解剖学アトラス　解剖学総論／運動器系(第3版)．医学書院，2017
2) Clark JM, et al：Tendons, ligaments, and capsule of the rotator cuff. J Bone Joint Surg 74A:713-725, 1992
3) 村上元庸，他：肩関節包の神経支配と疼痛発生機序．関節外科 16(8)：49-57, 1997
4) Harryman DT 2nd, et al：The role of the rotator interval copsle in passive motion and stability of the shoulder. J Bone Joint Surg 74-A(1)：53-66, 1992
5) Gohlke F, et al：The pattern of the collagen fiber bundles of the capsule to the glenohumeral joint. J shoulder Elbow Surg 3：111-128, 1994

E 肘関節

1 上腕筋(図1)[1]

特徴

　上腕筋は，上腕骨前面から尺骨粗面・前方関節包を走行し，筋皮・橈骨神経(C5, 6)の支配を受ける。肘屈曲運動と前方安定化機構として重要な役割を果たす。

　まず屈曲運動に関して，上腕骨側面を観察すると，上腕二頭筋と比べ上腕筋のほうがはるかに厚い。筋力と筋断面積は比例することから，上腕筋のほうが上腕二頭筋よりも強い力を有することとなる。次に，上腕筋と関節包は直接，粗性結合組織や脂肪組織を介することなく連結している。つまり，炎症症状惹起後に瘢痕が形成されることが少ないといえ，上腕筋-関節包付着部には拘縮が発生しないこととなり，伸展可動域の獲得は比較的容易といえる。反面，瘢痕組織が損傷部に形成されないということは，損傷された部位が瘢痕を介して損傷間の筋出力を伝達することができなくなるので，いわゆるlag(他動可動域と自動可動域制限の差。原因は筋出力の低下が主となる)が発生しやすくなる。つまり，上腕筋が損傷された場合，伸展可動域制限よりも屈曲lagが危惧される。

治療方法 ▶動画35

　治療法は，上腕筋のどの部位が障害されたかにより異なる。顆上骨折や脱臼骨折後は，上腕筋線維の挫滅が起こりうるので，筋内圧の上昇による筋攣縮の発生，また，線維間での癒着により筋硬化，短縮が生じる。鉤状突起骨折後は，腱成分の損傷となるので緊張亢進が主な症状となる。

　実際の治療は，上腕筋の圧痛部位を探すことから開始する。筆者は，近位(外側，内側)・遠位(外側，内側)の4部位に分けて圧痛を探っている(図2)。最もよい治療は，筋出力を誘発し，攣縮を改善させることである。しかし，上腕筋の走行上，起始から停止までの距離が短く，意識的に筋出力を行いづらい。そのためセラピストは，出力を誘発しやすいように誘導していく必要がある。前腕の肢位を固定下(回内，回外どちらであれ)で肘屈曲を行うと，二関節筋である上腕二頭筋が少なからず作用してしまうので，回内しながら肘屈曲していく方法が望ましい ▶動画35。外側近位線維に出力を誘発したいときは，上腕長軸よりも外側に前腕を曲げていき(外反誘導)，内側近位線維は内側に曲げていく(内反誘導)。遠位線維は，軽く腕尺関節に牽引を加え，誘導すると出力しやすくなる。屈曲95°以上改善すれば，自重を利用し，出力を誘導していけばよい。

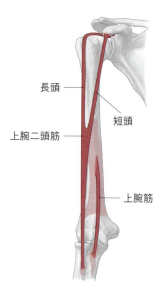

図1 上腕筋,上腕二頭筋
〔坂井建雄,他(監訳):プロメテウス解剖学アトラス 解剖学総論／運動器系(第3版).312,医学書院,2017を参考に作成〕

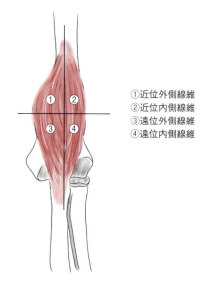

図2 上腕筋に生じる圧痛部位

①近位外側線維
②近位内側線維
③遠位外側線維
④遠位内側線維

動画35 上腕筋

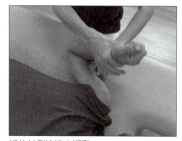

近位外側線維の活動

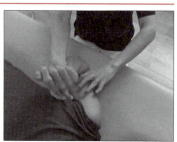

近位内側線維の活動

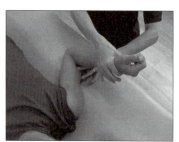

遠位外側線維の活動

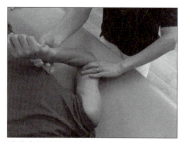

遠位内側線維の活動

2 上腕二頭筋（図1）

特徴

　上腕二頭筋は，長頭・短頭の2頭から構成される。長頭は，肩甲骨関節上結節，短頭は烏口突起から橈骨粗面と前腕屈筋膜を走行し，筋皮神経支配を受けている。肘関節屈曲の主動作筋と知られている。しかし，長頭腱断裂後，肘屈曲筋力低下を認めるケースが少ないことから肘屈曲筋としての役割は乏しいといえる。

　腱板筋群は，筋線維が肩甲上腕関節包に付着し，張力を介して骨頭求心位保持（骨頭−関節窩間）に作用する（muscle effective）。対して上腕二頭筋腱は結節間溝に腱が固定され，腱の滑走による動的固定効果により上腕骨頭の支点形成力（上腕骨頭を下制させる）に作用する（tendon effective）。つまり，長頭腱炎を生じている患者と腱板炎を生じている患者の場合とでは治療方法が異なる。また，長頭は，結節間溝から骨頭上方を通過し，上方関節唇に停止する。走行から，上腕骨頭を下制（depressor）させる作用を有する。もともと，上方関節唇は関節窩と密に結合せず，適度な緩み（sublabral recess）を生じている（**図3**）。緩みが大きくなると，肩挙上時に二頭筋腱が関節唇に挟み込まれ，疼痛が生じる（SLAP損傷）。烏口突起より起始する短頭は，小胸筋や烏口腕筋とともに共同起始腱をつくる。烏口上腕靱帯は，小胸筋から発生すると考えられており，烏口上腕靱帯へのダメージは小胸筋，共同起始をもつ短頭・烏口腕筋にも影響を及ぼす。

治療方法 ▶動画36

　実際の治療は，筋を触診する事から始める。肘屈曲により筋収縮を誘発する方法でもよいが，肘の動きにより筋収縮が触れ難いという欠点があるため，実際は前腕回外運動により筋

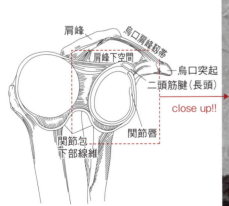
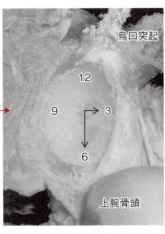
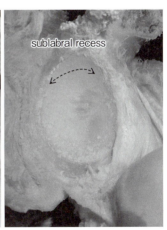

a：安静状態
※関節窩を時計に見立てている

b：上腕二頭筋長頭腱の牽引

図3　関節唇の構造
a：安静状態では上方関節唇と肩甲頚部に隙間が認められない。
b：上腕二頭筋長頭腱を牽引することで上方関節唇と肩甲頚部に隙間が認められる。

▶ 動画36　上腕二頭筋

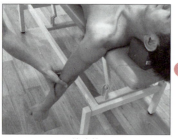
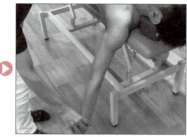

治療前　　　　　　　　　　　治療後

収縮を誘発したほうがよい。

　起始部の違いから，長頭は上肢下垂位で，短頭は肩外転位で活動を認めやすい。治療は，結節間溝部で長頭腱の滑走を促すことが多い。腱板機能不全(例：腱板炎)により上腕骨頭の求心位保持能力が低下している場合，肩可動域制限を生じるだけでなく，上腕骨頭の上方偏移を誘発することとなる。なぜなら，腱板が付着する関節包が徐々に短縮していくからである。下方関節包には腱板筋が付着しないため，上腕骨頭は上方へ偏移する。

　長頭腱は結節間溝部で滑走させることで上腕骨頭を下制する作用をもつ。つまり，上方偏移を抑制する効果が期待できる。筆者は，この治療を biceps tendon effect と呼び，早期運動療法に役立てている。肩峰上腕骨頭間距離を確保することが可能となり，炎症症状消退後の治療が容易となる。治療をうまく行えれば，長頭腱の遠位滑走距離が増大するため，肩伸展角度に変化が認められる▶動画36。

3　上腕三頭筋(長頭・外側頭・内側頭)(図4)[1]

特徴

　上腕三頭筋は，長頭・外側頭・内側頭の3頭から構成され，橈骨神経(C7, 8)の支配を受けている。後方に存在する筋は本筋のみとなるので，本筋への治療が屈曲可動域制限改善につながると考えてよい。まずは，①位置関係，②関節包との連結形態，③筋出力の誘導順序を明確にすることが重要である。

1) 位置関係

　表層には長頭，その外側に外側頭が走行している。内側頭は，長頭の直下に存在する。3頭が並んでいるわけではない。

2) 関節包との連結形態(図5)

　連結は，内側頭(約85％)・外側頭(約10％)・肘筋(約5％)から成る。その比率から，内側頭が後方支持機構としての役割が最も大きいことがわかる。また関節包表層には，伸展時に肘頭-肘頭窩で起こる骨衝撃緩衝作用として脂肪組織が存在する。炎症症状が脂肪組織に波及してしまうと，癒着・瘢痕形成を認め拘縮の原因となりうる。

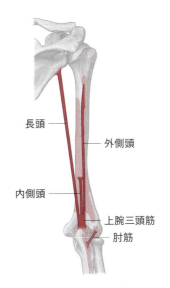

図4 上腕三頭筋，肘筋
〔坂井建雄，他（監訳）：プロメテウス解剖学アトラス 解剖学総論／運動器系（第3版）．314，医学書院，2017を参考に作成〕

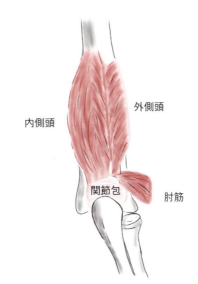

図5 後方関節包と連結をもつ筋群

後方関節包は，上腕三頭筋内側頭がほぼ連結している。筆者のイメージでは，内側頭が約85％，外側頭が約10％，肘筋が約5％と考えている。後方関節包の柔軟性を獲得するためには，内側頭の治療が重要である。

3）筋出力の誘導順序

　重要なのは外側頭の存在である。②関節包との連結形態から内側頭が後方支持機構として重要と理解できる。しかし，上腕筋と同様に内側頭は起始と停止間が短く，出力しづらい場所に存在している。そのことから，直接働かせるのは困難といえる。対して外側頭は，上腕骨外側から内側頭近位線維に走行し，腱膜板を構成している。重要なのは，内側頭に付着することと起始部が腱成分で骨と強固に連結していることである。起始部が強固であれば，出力は比較的容易と考えられ，その出力を介して内側頭に刺激を加えていける。つまり，外側頭をまず働かせ，その作用を介して内側頭近位線維の出力を誘発する。その後で，内側頭遠位線維の出力を誘導していくことが理想である。

治療方法 ▶動画37

　外側頭と腱膜板を介した内側頭近位線維部分の柔軟性が確保されれば，屈曲120°，伸展-20°の改善が期待できる。ADL，あるいは職業復帰に支障がほぼなくなるので，その角度の確保が重要といえる。120°以上は，内側頭遠位線維，関節包，脂肪組織を含めた重篤な癒着や瘢痕に対する治療となる。受傷の程度によっては改善が難しいこともあるので，120°以上の改善に取り組むかは個々人により異なると考えればよい。

　治療は，①等尺性収縮による筋出力誘発，②出力が得られれば屈曲角度を加えた伸張，③屈曲角度が増大した分の伸展を加える，④最大伸展位で等尺性収縮の順番に治療を行い，①～④を繰り返すようにしている。実際の治療は，外側頭が作用するのは伸展-45°までである。そのため，-45°までは上腕外旋位で治療を行い，その角度以降は内側頭が作用するので上腕内旋位で治療していくとよい ▶動画37。また，-15°以降は遠位線維に対する出力となるので，内旋角度をさらに強め伸展を行うとよい。

▶ 動画37 上腕三頭筋

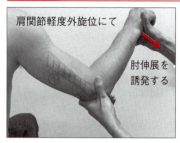

外側頭の活動誘発

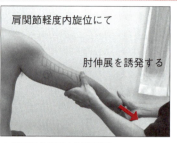

内側頭近位線維の活動誘発

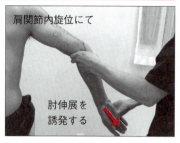

内側頭遠位線維の活動誘発

4 肘筋（図4 ➡ 107頁）

特徴 ▶ 動画38

　肘筋は，上腕骨外側上顆から肘頭後面に走行し，橈骨神経支配を受けている．従来，肘伸展補助筋として知られているが，筆者はその機能自体存在しないと考えている．なぜなら，肘伸展に作用するのであれば，理論的には上腕骨に付着する面積が肘頭に付着する面積より広くなければいけないからである（図6）．つまり，筋付着面積の割合から考えて，肘頭（尺骨）が外側上顆（上腕骨）を可動させるといえる．前腕回内位での肘伸展時に，上橈尺関節で発生する尺骨外転運動がその動きにあたってくる．その動きは副運動として知られ，通常意識して起こりうる動きではない．ではその副運動が生じることにより肘関節がどうなるかといえば，左右関節包の緊張が一定に保たれることで，肘頭が上腕に対して求心位を保つことができる．実際，肘筋は外側上顆で後外側関節包に付着することが確認されており，後外側安定化機構としての役割があると考えたほうがよい．

　上記より筆者は，肘筋は肘伸展補助筋ではなく，前腕回内位での肘伸展時に上橈尺関節の副運動を誘発し，肘頭を求心位に保つ作用をもつと考えている（図7）．肘筋が機能不全を生じた場合，上橈尺関節の副運動が誘発されなくなり，肘頭の求心位保持能力が低下する．結果として，①前腕回内位での肘伸展時，後外側関節包が外側上顆－肘頭間で挟まれ，後外側インピンジメントが生じ，②バランスを要する動作時に上肢に不安定性が生じるため，片側立位などが困難となりバランス不良を招くこととなる．

　まず①に関しては，その症状発現時に得られる臨床所見として，（a）視診にて腫脹を認める，（b）肘筋の圧痛所見が陽性，（c）前腕回内位での肘伸展時痛あり，（d）前腕回転軸テストで示指ストレステスト陽性 ▶ 動画38 といった点があげられる．特にオーバーワークが原因で症状を呈している場合，回旋軸を変化させて痛みが増減するかを確認しながら，動作指導を行うことも重要である．

　②に関しては，脳血管障害後などによく認められる．肘求心位保持能力低下は，周辺関節（特に肩関節）の過剰努力を招く結果となり，全体的なバランス機能が低下しやすい．近年，体幹機能が注目され，それに対する治療が多く行われているが，さらなる細かな評価ができるセラピストがよりよい結果を生み出せる．治療はリラクゼーションと伸縮性テーピングを用いた治療が非常に有効である（図8）．多くの場合，1～2回の治療で改善を認めるので，

E 肘関節

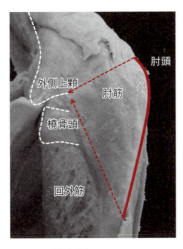

実線が起始部にあたる。起始する尺骨に対して，停止する外側上顆は狭い。

図6　肘筋解剖図

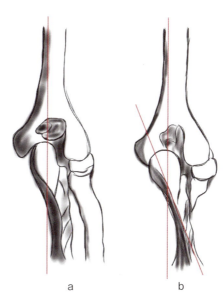

図7　回内運動時に生じる尺骨の動き（副運動）
a. 回外位：尺骨と上腕骨は長軸上に位置している。
b. 回内位：尺骨の外転が生じる。この運動はいわゆる副運動と考えられ，肘筋の作用による。この副運動が生じなければ，後外側関節包が肘頭と肘頭窩間で挟まれ疼痛（インピンジメント）が生じることとなる。

▶ 動画38　前腕回転軸テスト

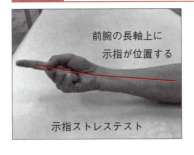

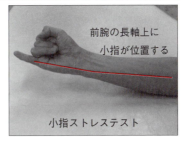

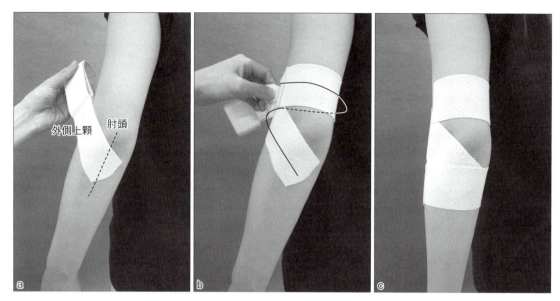

図8 肘筋へのテーピング治療
a：尺骨後縁から上腕骨外側上顆（肘筋）に向けて貼付する。
b：上腕骨外側上顆から上腕骨後面に向けて巻く。
c：上腕骨内側〜前面に向けて巻き，後面で終わる。
最後に尺骨にアンカーを巻き完成となる。

適切に臨床所見が得られ，治療ターゲットとしてあげられることが重要である。

治療方法　▶動画39

　実際の治療は，肘筋を触診することから始める。まず肘頭，外側上顆と橈骨頭を触診し，肘頭先端から外側上顆に向けてラインを1本描く。もう1本，外側上顆から橈骨頭内側を通り肘頭に停止するラインを描出し，完成する三角形内が肘筋となる。
　治療は肘筋に直接操作を加えていくわけではなく，後外側関節包が挟み込まれないよう，圧迫を加えながら肘伸展・前腕回内操作を誘導していく。関節包を圧迫する際，筆者は外側上顆を押さえ，上橈尺間の動きを誘導するようにしている。

▶動画39　肘筋

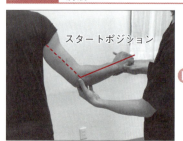
上腕骨外側上顆を固定した状態で

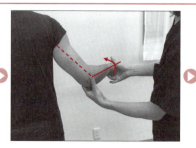
回内操作を加えながら

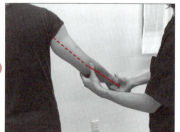
肘伸展操作を加えていく。

5 橈側側副靱帯（外側側副靱帯）(図9)[1]

特徴

　橈側側副靱帯（radial collateral ligament；RCL）は，上腕骨外上顆遠位前方より起始し，輪状靱帯に停止する。肘関節内反方向への stabilizar として作用し，この靱帯が損傷を受けると肘内反動揺の原因となりうる。肢位による靱帯の長さはほとんど変化なく，肘関節拘縮には大きく関与しない（図10）[2]。しかし，肘外側上顆炎後など，外側上顆周辺に形成された瘢痕組織の影響で伸張性が阻害される場合があるので治療技術をマスターしておくことは重要である。

治療方法　▶動画40

　実際の治療は，外側上顆の後面に指をあて，もう片方の手で肘伸展操作を加える方法をとる。本靱帯と外側上顆が接触する角度に抵抗感が感知できるので，その角度で外上顆を持ち上げ，本靱帯が外側上顆を乗り越えるようにアシストする。抵抗感がなくなれば，外上顆を通過したと判断し，何度か操作を繰り返す▶動画40a。さらなる伸張を加えたい場合は，肘内反を加えながら伸張操作を加えるとよい。即時効果は高く，治療後は，全可動域ともに確保されることが多い▶動画40b。しかし，リバウンドにより次回治療時に再度の制限を呈していることがほとんどであり，完全に改善することは少ない。繊細な性格を有する対象者にニーズが高いこともあり，その旨を事前に説明しておくことが望ましい。

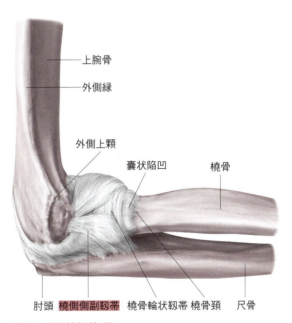

図9　橈側側副靱帯
〔坂井建雄，他（監訳）：プロメテウス解剖学アトラス　解剖学総論／運動器系(第3版)．280，医学書院，2017 を参考に作成〕

II 関節・軟部組織に対する治療法

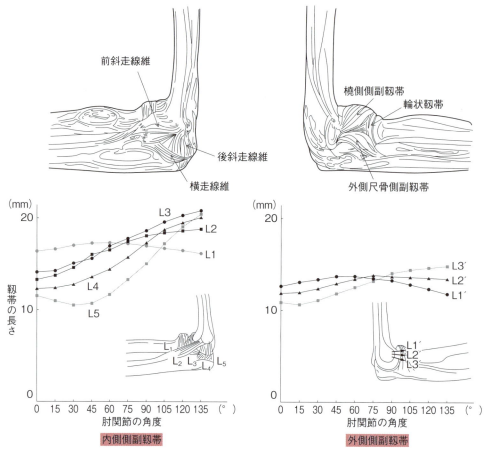

図10 側副靱帯
〔飛弾 進, 他：肘関節の軟部支持組織と機能解剖. 関節外科 9(3)：299-305, 1990 を参考に作成〕

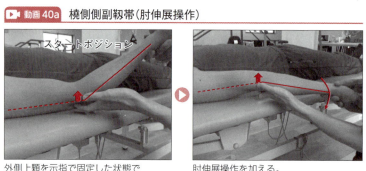

▶動画40a 橈側側副靱帯（肘伸展操作）

外側上顆を示指で固定した状態で　　肘伸展操作を加える。

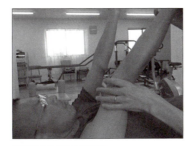

橈側側副靱帯
（肘伸展可動域）

治療後の肘伸展可動域

6 腕尺関節の牽引治療

特徴

　腕尺関節は，上腕骨滑車と尺骨滑車切痕により構成される蝶番関節である。主に屈曲・伸展に関与し，尺骨の滑車切痕が上腕骨滑車の上を滑ることにより運動が可能となっている。屈曲は鉤状突起が鉤突窩に，伸展は肘頭が肘頭窩に収まることにより終了し，肘関節可動域の大半を担っている。特に脱臼・肘頭・顆上骨折後に障害を受けることが多く，腕尺関節の障害により発生する可動域制限は大きい。治療を困難にする要因として，関節包の硬化（外傷後に生じる癒着・瘢痕形成含む）があげられる。前後関節包には動筋として上腕筋・上腕三頭筋が付着しており，それらの筋への適切なアプローチが必要不可欠となる。

Check!!　上腕筋の項（➡ 103 頁），上腕三頭筋の項（➡ 106 頁）

　本項目では，上腕三頭筋がうまく治療でき，その後の最終可動域の伸張性を拡大するための方法を述べる。つまり，肘関節治療後，可動域制限がほぼ改善した（屈曲 120°，伸展 −20〜15°）状態で行うと効果的な治療法である。

治療方法　動画41

　損傷により深部後方関節包に生じた癒着・瘢痕組織の柔軟性を獲得させることが目的の治療である。上腕三頭筋内側頭深層線維の筋出力を改善することが重要な改善要因となる。

　方法としては，腕尺関節に牽引操作を加え，離開した関節を元の位置に戻すよう力を加え

動画41　腕尺関節の牽引治療

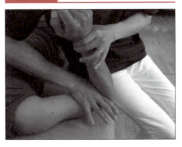

てもらう▶︎動画41。最終段階での治療となるので，上腕筋や上腕三頭筋の硬さを残した状態で行っても牽引が加わらず効果が得られないので留意が必要である。

　治療においては，なるべく脱力してもらうよう指示をする。うまく牽引を加えるポイントは，肘屈曲90°よりも少し伸展位で後方を緩めた状態で行うことである。牽引を加えすぎるとlagの発生要因となるので注意が必要である。

● 文献
1) 坂井建雄, 他(監訳)：プロメテウス解剖学アトラス　解剖学総論／運動器系(第3版)．医学書院, 2017
2) 飛弾　進, 他：肘関節の軟部支持組織と機能解剖．関節外科 9(3)：299-305, 1990

F 前腕

1 円回内筋(図1)[1)]

特徴

上腕骨内側上顆から橈骨に向けて走行し，回外筋とともに前腕回旋運動に関与する。円回内筋は正中神経支配を受けている。その走行には特徴があり，円回内筋を正中神経が貫通しているので，本筋が短縮・緊張亢進した場合，正中神経が圧迫を受けることで正中神経麻痺（円回内筋症候群）が生じる（円回内筋症候群）。症状としては，手根管症候群と類似するため，鑑別が必要となる。最も容易な鑑別の方法としては，Tinel's sign があげられる。

治療方法　動画42

円回内筋は紡錘状筋であるため，内側上顆から橈骨に向けて弦が張っているイメージをもつとよい。操作は，弦に指を引っ掛け，筋出力が行いやすい肢位を探りながら誘導していく。触診する際，円回内筋の起始は内側上顆のふもと部分にあり，そこからタスキ掛けのように起始している。この起始部を誤認識してしまうと，触診する際に一横指分遠位部にずれてしまうので留意が必要である。内側上顆は外側上顆よりも突起しており，骨面積自体は狭い。その突起部から起始すると筋は不安定な状態となるため，円回内筋が作用しづらいと推察できる。

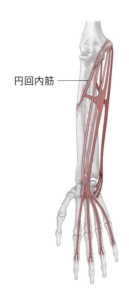

図1　円回内筋
〔坂井建雄，他(監訳)：プロメテウス解剖学アトラス　解剖学総論／運動器系(第3版)．316，医学書院，2017を参考に作成〕

2 回外筋(図2)[1]

特徴

　上腕骨外側上顆・尺骨後面から橈骨に向けて走行し，橈骨神経の支配を受ける。回外筋は，近位橈尺関節の橈骨頭に動きを与える重要な動的支持機構として関与する。橈骨頭の運動不良が起こると，前腕骨幹膜(特に腱様部)の緊張増大が発生することが証明されていることから，回外筋の機能不全は，二次的に骨幹膜由来の回旋運動制限を生じるともいえる。つまり，橈骨頭骨折・橈尺骨骨幹部骨折後に生じる回旋障害例に対し，治療は必須要素となる。

治療方法 ▶動画43

　回外筋は矢状面上ではなく前額面上の動きをもつため，末梢線維・中枢線維のどちらが機能不全を生じているかを見極め治療していく必要がある(図3)。

　治療は，筋を触知するところから始める。筋停止部は，円回内筋より一横指近位にあるので，その部位を目安に触れていけばよい。実際の治療は，セラピストの第一間腔で，攣縮を認める線維を把持し，出力しやすいよう適度に圧迫を加える。圧迫が強すぎると痛みが強く出現し，逆に出力しづらくなる。もう片方の手は遠位橈尺関節(distal radioulnar joint；DRUJ)を誘導し，DRUJの緊張が増大しないように留意する。治療は等尺性収縮から始め，徐々に等張性収縮へと切り替えていく。攣縮が改善し，柔軟性が獲得できてくれば徐々に回内に伸張を加え生理的伸張位を獲得していく ▶動画43a。柔軟性が増大してくれば，徐々に抵抗を増大させ筋力改善を行っていく。その際，第一間腔で把持している手をもう片側の指で押さえると抵抗量を調整しやすい ▶動画43b。橈骨頭骨折の場合，回外筋治療後に輪状靱帯の短縮による回内可動域制限を残すことがある。そのため，必要に応じて橈骨輪状靱帯への治療を加えていく。

Check!! 橈骨輪状靱帯の項(➡120頁)

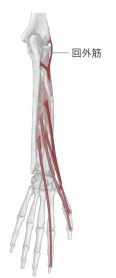

図2　回外筋
〔坂井建雄，他(監訳)：プロメテウス解剖学アトラス　解剖学総論/運動器系(第3版). 320, 医学書院, 2017 を参考に作成〕

F 前腕

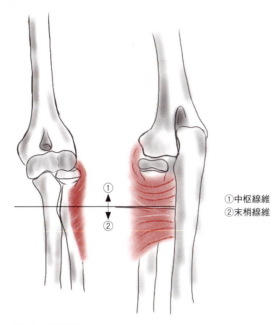

① 中枢線維
② 末梢線維

図3 回外筋

▶動画43a 回外筋（回内ストレッチ）

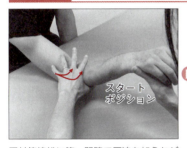

回外筋線維に第一間腔で圧迫を加えながら

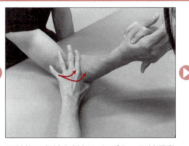

回外筋の収縮を触知しながら，回外運動を誘導する。

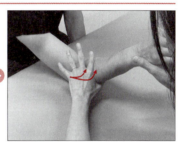

収縮を感じとれれば，リラックスした状態で回内ストレッチを加えていく。

▶動画43b 回外筋（回外運動の誘導）

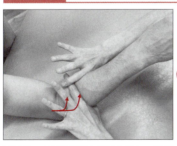

回外筋への抵抗運動を行うために，片側の母指・示指で圧迫抵抗を増大させた状態で

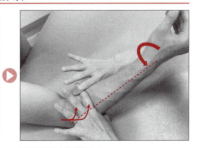

回外運動を誘導する。

3 骨間膜の癒着剝離操作

特徴

　骨間膜(interosseous membrane；IOM)は，腱様部(central band；CB)・膜様部(membranous band；MB)から構成される(図4)。橈尺骨間の安定性を保つ機能，前腕筋群の力を合理的に発揮させる機能，手部から橈骨へ加わった荷重を尺骨に伝達し，腕橈関節・腕尺関節に荷重を均等に分散させる機能を有し，前腕機能を効率よくするための補助機構として考えられている。従来，回旋障害とは強い関連性があると考えられている反面，回旋に伴う骨間膜自体の緊張や長さの変化は少なく，回旋可動域には大きく関与しないとも考えられている。

　治療を行うには，その理論をどう捉え，解釈していくかが重要となってくる。この部位への治療を必要とするのは，なんといっても前腕骨骨幹部骨折である。外科的治療後，コンパートメント症候群による内圧上昇により，対象者は激しい疼痛に襲われ固定下での不動を余儀なくされる。結果，骨間膜を含めた周辺組織との癒着瘢痕形成により回旋可動域制限が発生する。早期可動域改善が予後を大きく左右するので，必ず身につけたい治療方法である。

治療方法 ▶動画44

　回旋運動自体は，橈骨頭から尺骨茎状突起を結ぶ回旋軸に沿って行われる(図5)。回旋治療を行うにあたり重要なポイントとなる。その回旋軸上にトラブルが発生していれば回旋運動障害が発生する。筆者は，骨間膜は伸張性低下による可動域制限ではなく，緊張増加に伴う可動域制限を引き起こすと考えている。その緊張増加を引き起こす要因として，骨間膜自体に外傷や過度のストレスが発生した場合はもちろんだが，近位橈尺関節由来・遠位橈尺関

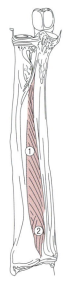

① 腱様部(central band)
② 膜様部(membranous band)

図4　骨間膜の構造

節由来，さらには骨間膜に付着する筋群による影響も受ける。筆者は，回旋軸を治療軸A・B・Cに分別し，それぞれの原因に応じた治療を行っている（**図5**）。ここでは治療軸Bが原因で回旋障害を呈した対象者に対する治療を述べる。治療の目的は，回旋軸上に生じた骨間膜の緊張を抑制し，正常な回旋軸を再構築することとなる。

実際の方法として，骨間膜に過度なストレスが生じないよう，左右第一間腔で橈尺骨を把持し，アライメントを保持しながら回旋運動をアシストしている 動画44。柔軟性が獲得できてくれば，徐々に左右の把持する間隔を狭くしていくとよい。セラピストの両手の動きがずれると回旋軸の不安定化による疼痛が発現する。うまく誘導できれば，回旋軸が安定し

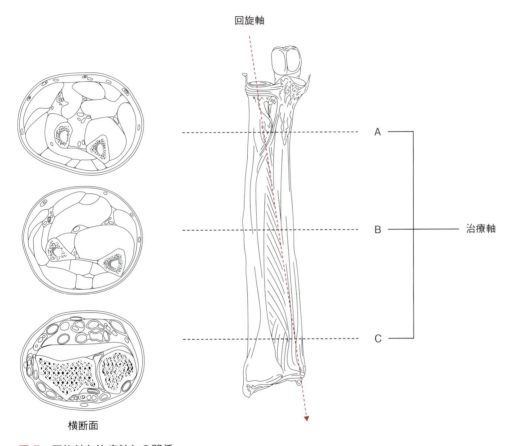

図5 回旋軸と治療軸との関係

動画44　骨間膜の癒着剥離操作

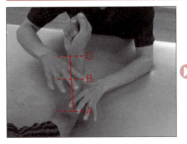

治療軸Bに緊張を与えないようにしっかりと固定する。

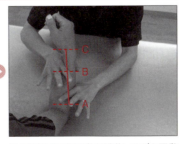

その状態で回旋運動を誘導しながら可動域を拡大していく。

た状態で運動ができるので疼痛は出現しない。セラピストは疼痛の生じない範囲で回旋角度を上げていくとよい。骨幹部には回旋運動を生じる筋は存在しないため，セラピストのアシストする手が何より重要だということを忘れてはならない。

4 橈骨輪状靱帯（肘外側側副靱帯）

特徴

橈骨輪状靱帯（図6）[2]は，尺骨の橈骨切痕より前後に走行し，橈骨頭を包む形で存在する。輪状靱帯の内面は軟骨性となり，靱帯から伝わる圧迫に対して抵抗できる構造をもち，外面は関節包との連結をもっている。関節包は，輪状靱帯の下部で囊状陥凹を形成し，前腕回内外運動時の可動性に関与する。つまり，輪状靱帯の硬化は，関節包の余裕をなくす結果につながり，橈骨頭の前下方への移動を制限することにより，前腕回内可動域制限を発生させる。輪状靱帯自体，伸張性に富んでいるので，適切な徒手的伸張操作により改善が可能である。

治療方法　▶動画45

治療は，橈骨頭を把持することから始める。橈骨頭外側より位置を把握し，二頭筋腱停止部より中枢部に向けて，回外筋を避けながら母指をあてる。母指で橈骨頭を触れることができたら，対面するように中指を置き，橈骨頭を把持する。正確に把持できているかは，その状態で回旋操作を加え，回旋に伴い骨運動が誘導できているかで判断する。

治療の際，橈骨頭部を直接把持して回旋治療を行うと骨が指からずれてしまうことが多い。そのため，把持した橈骨頭部から指を半横指末梢にずらし，橈骨頸部を把持するようにしたほうが回旋操作時，指からずれることがなくなる。その状態で回内運動を加えていく

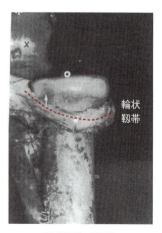

輪状靱帯　側面像

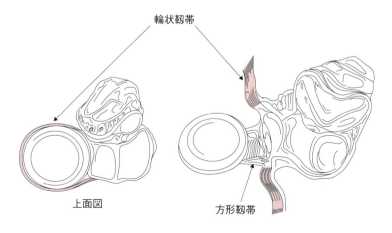

上面図　　　　　方形靱帯

輪状靱帯　切離後

図6　近位橈尺関節を支持する靱帯
（森 於菟，他：分担解剖学1 総説・骨学・靱帯学・筋学．212，金原出版，1982より）

動画45 橈骨輪状靱帯

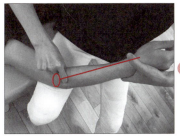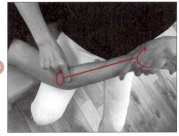

母指・示指で橈骨頸部を把持した状態で　　回内ストレッチを加える。

と，最大回内可動域で橈骨頭の動きが止まるのが感知できる。橈骨頭の動きが止まれば，そこからさらに回内運動を加えることで輪状靱帯に伸張が加わり，輪状靱帯の伸張性を触知できる 動画45 。留意しなければいけないことは，橈骨頭を強く把持してしまうと痛みを誘発し，伸張操作を妨げる要因となるという点である。

● 文献
1) 坂井建雄，他（監訳）：プロメテウス解剖学アトラス　解剖学総論／運動器系（第3版）．医学書院，2017
2) 森 於菟，他：分担解剖学1 総説・骨学・靱帯学・筋学．212，金原出版，1982

G 手関節

1 腕橈骨筋(図1)[1]

特徴

　腕橈骨筋は，上腕骨外側上顆稜から橈骨茎状突起に向けて走行し，橈骨神経の支配を受ける。本筋は，①前腕中間位での肘屈曲，②肘関節求心位保持機能(回外筋・肘筋・円回内筋と共同)，③手関節外側安定化機構としての役割を有していると考えられる。そのため，本筋の伸張性が低下した場合は肘伸展可動域制限が起きる。機能不全を起こした場合は，いわゆる上肢アライメント異常を生じる要因となり，橈骨遠位端骨折後に生じる肩関節痛の原因となる要素としても考えなければならない。

Check!!　橈骨遠位端骨折の項(➡33頁)

　また，de Quervain病の対象者は肘伸展可動域制限を呈していることが多く，その原因筋が本筋であることを経験する。de Quervain病自体は，母指内転を必要とする作業時に，過内転可動域が発生することが原因である。肘伸展制限が存在すれば母指への内転ストレスが増強することは容易に想像できる。また，母指運動を円滑に行うためには手関節外側部が安定している必要があり，本筋はその役割も担っていることが想像できる。手関節外側で母指運動を支えることができず，橈骨茎状突起部に負荷量が増加すればde Quervain病を発生する要因となりうる。

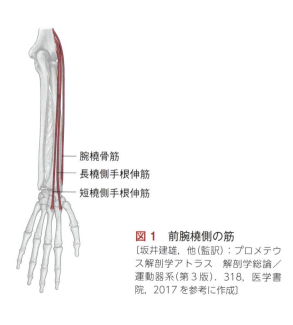

図1　前腕橈側の筋
〔坂井建雄，他(監訳)：プロメテウス解剖学アトラス　解剖学総論／運動器系(第3版)．318，医学書院，2017を参考に作成〕

- 腕橈骨筋
- 長橈側手根伸筋
- 短橈側手根伸筋

▶ 動画46a 腕橈骨筋（正常に作用した場合）

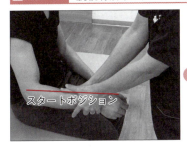
スタートポジション

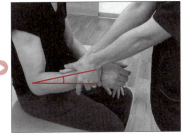
肘関節角度は変化しない

▶ 動画46b 腕橈骨筋（正常に作用しなかった場合）

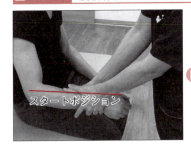
スタートポジション

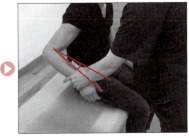
肘が後方に移動する

治療方法 ▶ 動画46, 47

　実際の治療は，母指を腕橈骨筋停止部にのせ，遠位橈尺関節を中間位にて把持し固定する。手関節外側支持機構としての役割を考えれば，遠位橈尺関節の安定した動きを阻害するので確実に把持することが重要である。その状態で伸張を加えたい場合は肘伸展方向に ▶ 動画47，出力を誘導したい場合は肘屈曲方向に力を入れてもらう ▶ 動画46a。出力不良の場合，肘屈曲が起こらず，肘後方移動が生じる ▶ 動画46b ため，正常な動きを誘導していく必要がある。

2 長橈側手根伸筋（図1）[1]

特徴

　長橈側手根伸筋（extensor carpal radialis longus muscle；ECRL）は，上腕骨外側上顆稜から第2中手骨底に向けて走行し，橈骨神経支配を受ける。背屈運動は，まずECRLと短橈側手根伸筋（extensor carpi radialis brevis muscle；ECRB）が中手骨底に動きを与え，それを有頭骨（遠位手根骨）－月状骨・舟状骨（近位手根骨）に張力を伝達していく。つまり，背屈時のスターターマッスルとして作用する。ECRLやECRBの細かな作用の違いだが，長橈側手根伸筋は上腕骨外側上顆稜より起始し，短橈側手根伸筋は上腕骨外側上顆より起始する。仮にECRLが作用せず，ECRBのみが作用した場合，起始部が狭く安定性を失うことにより，うまく張力を中手骨底に伝えられない。結果として背屈筋力が弱くなる。逆にECRBが作用せず，ECRLのみが作用した場合，外側上顆の固定性が弱くなり，外側上顆稜に回旋スト

レスが生じ，うまく張力を中手骨底に伝えられなくなる。結果，背屈運動が誘発されなくなることが想像できる。つまり，ECRL・ECRBは共同して作用し，うまく張力を発揮できるのではないかと考えられる。

治療方法 ▶動画48

実際の治療は，ECRLとECRBを別々に出力誘発していくことが望ましい。ECRBを誘発させたい場合は，肘を少し後方移動させ，ECRLを抑制した状態で筋出力を誘導し，ECRLを誘発させたい場合は，前腕回転軸を橈側軸に合わせた状態で筋出力を誘導すればよい。つまり，ECRLは前腕肢位を調整すること，ECRBは肘関節肢位を調整することが重要である。

Check!! 肘筋の項(➡ 108頁)

3 短橈側手根伸筋(図1 ➡ 122頁)[1]

特徴

ECRBは，上腕骨外側上顆から第三中手骨底を走行する。ECRLと共同した手関節背屈運動と肘外側関節包に付着することから肘外側安定化機構としての作用があげられる(図2)[2]。手関節伸筋群は，筋膜を介して連結している。総指伸筋とともに伸筋群の中心に位置していることから，本筋の機能不全は伸筋群全体の機能低下につながると考える必要がある。前腕回転軸は，橈側でも尺側でもなく，中央に置くことで最も活動を認める。

Check!! 肘筋の項(➡ 108頁)

治療方法 ▶動画49

Check!! 長橈側手根伸筋の項(➡ 123頁)

4 尺側手根伸筋(図3)[1]

特徴

尺側手根伸筋(extensor carpi ulnaris；ECU)は，上腕骨外側上顆より第5中手骨を走行し，尺骨神経の支配を受ける。手関節尺側部の動的支持機構としての役割，および手関節回旋時に尺骨頭の動きを誘導し，三角線維軟骨複合体損傷〔triangular fibrocartilage complex (TFCC) injuries〕の動きを円滑にする役割がある。手関節橈側は運動時，腕橈骨筋が手関節外側を支持したうえで母指筋群が作用する(固定筋と動筋が別に存在する)。また，橈骨茎状突起がCM関節を被覆する。つまり，腕橈骨筋の固定支持機構と茎状突起の骨性要素により安定性に優れていることが理解できる。反面，手関節尺側は，尺側固定筋と動筋が尺側手根屈筋(flexor carpi ulnaris；FCU)の両方に作用する。また，骨性要素も乏しく，安定性に

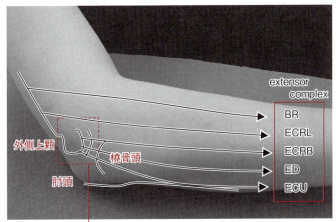

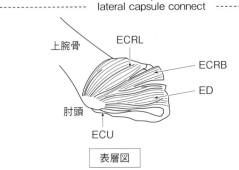

表層図

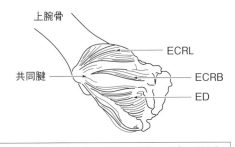

伸筋群においてECRLとECUの起始部とECRBとEDの起始部は明らかに異なっていた。ECRBとEDは共同腱を形成し，分離することは困難であった。

中間層図（ECRBとEDの筋膜を剥離し下方に反転）

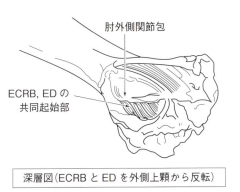

ECRBとEDの共同起始腱と外側関節包は結合しており分離は困難であった。

深層図（ECRBとEDを外側上顆から反転）

図2 外側関節包との連結
〔Greenbaum B, et al：Extensor carpi radialis brevis. An anatomical analysis of its origin. J Bone Joint Surg 81(5)：926-930, 1999 より〕

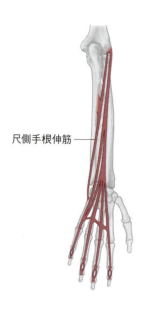

図3 尺側手根伸筋
〔坂井建雄, 他(監訳):プロメテウス解剖学アトラス 解剖学総論／運動器系(第3版). 320, 医学書院, 2017を参考に作成〕

優れているとは考えづらい。

つまり、橈側は安定性には優れているが回旋要素は少なく、尺側は関節構造を不安定にすることで回旋要素に富むように設定されていると考えられる。そのことからもECUとFCUは、固定性と可動性の両方のストレスを受けることから、腱鞘炎などの尺側部痛の発生に関与するといえる。加齢に伴い遠位橈尺関節の亜脱臼を生じる場合も多く、その場合、本筋を含めた方形回内筋、尺側手根屈筋には過緊張が生じることとなる。

治療方法 動画50

実際の治療は、回旋動作を制限させ、安静位をとることを優先させるので装具療法が適応となることが多い。装具を優先させ治療経過を観察することが多いので、後は動作指導が主となる。筆者は、①回旋軸を橈側軸に偏移させ、尺側軸に負荷量がかからないように指導する、②家事動作時などの作業を行う時間以外は装具を装着することを徹底してもらう、という2点を行っている。保存療法での寛解率が高いことを説明することで、治療の必要性を感じながら行ってもらうことが重要である。

Check!! 肘筋の項(➡ 108頁)

5 尺側手根屈筋(図4)[1]

特徴

尺側手根屈筋(FCU)は、上腕骨内側上顆より豆状骨に走行し、正中神経の支配を受ける。尺側手根伸筋(ECU)とともに、手関節尺側部の固定支持機構としての役割、および豆状骨の動きを誘導し、回旋運動を円滑にする役割がある。また、豆状骨には小指外転筋が付着することから、小指外転時にFCUが豆状骨を固定させることにより小指外転に安定性をもたせていると考えられる。

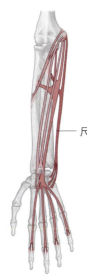

図4 尺側手根屈筋
〔坂井建雄,他(監訳):プロメテウス解剖学アトラス 解剖学総論／運動器系(第3版).316,医学書院,2017を参考に作成〕

治療方法 ▶動画51

　実際の治療は，基本的には尺側手根伸筋の治療と同様である．加えてFCUの場合，直接尺屈運動すると疼痛を誘発する可能性が高いので小指外転運動を行う．その際，FCUが出力し，豆状骨が固定されているかといった確認が必要となる．

6 方形回内筋(図5)[1]

特徴

　方形回内筋は，遠位橈骨と尺骨を結び神経支配を受ける．本筋は2層構造を呈し，深層線維は遠位橈尺関節の安定性に関与し，表層線維は回内運動に作用する．回旋可動域は，中間位から回外90°・回内90°の合計180°が理論上可能である．①橈尺骨間(近位橈尺関節と遠位橈尺関節の連動による)の可動範囲→130〜140°，②手関節の可動範囲→25〜30°，③上橈尺骨間の可動範囲→約5°(いわゆる副運動)により構成されている．

　本筋は，①の遠位橈尺関節そのものの回内可動性(表層線維)と，②の回旋運動時の土台となる手関節由来の回旋可動性とを支える要因となる．つまり，回旋運動において重要な役割を担っていることが想像できる．特に深層線維に障害が生じると遠位橈尺関節全体で回旋運動を支えることができず，尺骨茎状突起辺縁部への負荷量が増加するため，尺側部痛の原因となりうる(図6)．また，本筋は橈骨遠位端骨折後のプレート挿入時，術視野確保のため，いったん剝離される．術後，剝離による影響はなく，回旋運動の制限は必要ないとの意見もあるが，筆者は2週間程度は積極的な回旋運動を行わないようにしている．

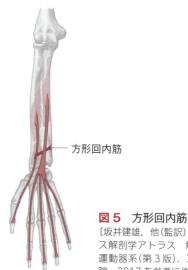

図5　方形回内筋
〔坂井建雄，他(監訳)：プロメテウス解剖学アトラス　解剖学総論／運動器系(第3版)．316，医学書院，2017を参考に作成〕

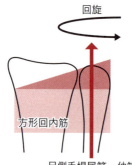

a：方形回内筋が作用した場合
方形回内筋が作用すると遠位橈尺関節の安定性が増大し，回旋運動が安定する。

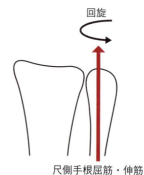

b：方形回内筋の作用がない場合
尺側手根伸筋，屈筋のみしか作用しない場合，遠位橈尺関節が安定せず，尺側への負荷が増大する。

図6　方形回内筋が回旋運動に及ぼす影響

治療方法 ▶動画52

　　プレート術後や尺側部痛が生じた対象者に対して，腫脹が生じていないかなどの確認を行った後，筋出力治療を行う。触診する際に目印となる部位は，長母指屈筋が腱から筋線維を出す部位より末梢部分に位置している。そのため，長母指屈筋を触知すれば，方形回内筋の場所を特定することは容易である。骨間膜の癒着剝離操作の項の図5治療軸C(→119頁)に対する治療となる。セラピストは，遠位橈尺関節を固定させた状態で回旋可動域を誘導していく▶動画52。ポイントは，手関節を尺屈位で行ってしまうと橈側筋群の緊張が増大しやすく尺側への圧迫を強めてしまうため，手関節は橈屈位で尺側筋群を緊張位にし，活動しやすい肢位にして行うことである。

▶ 動画52 方形回内筋

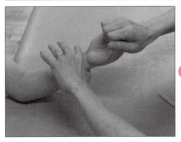
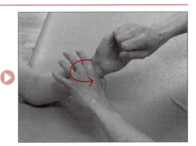

遠位橈尺関節(方形回内筋直上)を固定した状態で,手関節は橈屈位にし,尺側筋群を緊張位にする。

回内運動を誘導していく。

7 手根中央関節

特徴

　手関節は橈骨手根関節と手根中央関節から形成される。背屈・掌屈運動は,長・短橈側手根伸筋の張力を中手骨底に受け,まず中手根骨の動きが惹起される。その中手骨底の動きが有頭骨に伝わり,舟状・月状骨の遠位手根骨の動きが誘導されていく(手根中央関節)。有頭骨と舟状・月状骨間には,球関節構造(図7)があり,高い自由度をもつ。有頭–舟状骨間は橈骨–舟状–有頭骨靱帯(radio-scapho-capitate ligament；RSC)により舟状骨が制動されている。その反面,有頭–月状骨間には靱帯構造は存在せず(ポワリエ腔),滑膜により組成されている。つまり,この部位は力学的強度に乏しく,炎症症状が惹起しやすい部位といえる(図8)。炎症症状消失後,この部位に癒着瘢痕が形成されれば,拘縮による可動域制限が出現することとなる。手根中央関節の動きが近位手根骨に伝達され(橈骨手根関節),手関節運動が完成することとなる。留意すべきは,手根骨の動きはあくまで受動的であり,筋腱による能動的な動きではないということである。

治療方法 ▶ 動画53,54

　まず,長・短橈側手根伸筋の機能を改善させることから始める。
　Check!! 長橈側手根伸筋の項(➡123頁),短橈側手根伸筋の項(➡124頁)
　それらの要因が改善されれば下記関節要因(手根中央関節)へアプローチしていくとよい。橈骨手根関節の可動性を抑制した状態で手根中央関節の可動域を拡大することが理想的である。そのための運動に適しているのが,ダーツスロー動作(darts throw motion)である。ダーツスロー動作とは,手関節橈背屈から掌尺屈にダーツを投げるような運動動作である。手関節前額面上状にて約30〜45°の角度で行うことが望ましい。その動作により橈骨手根関節の動きがほぼ認められなくなり,動きの中心は手根中央関節となる。つまり,有頭–舟状,月状骨間の動きを引き出すには適した運動と考えられ,運動指導を含めよく行われる。
　筆者は,手根骨靱帯を圧迫し,手根骨の動きを意識しやすくする目的で手根骨圧迫テーピ

Ⅱ 関節・軟部組織に対する治療法

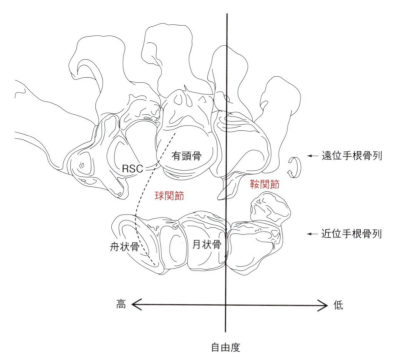

手根中央関節の構造

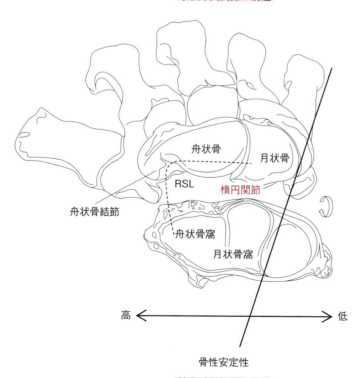

橈骨手根関節の構造

図7　手関節の関節安定性
RSC：橈骨 - 舟状 - 有頭骨靱帯
RSL：橈骨 - 舟状 - 月状骨靱帯

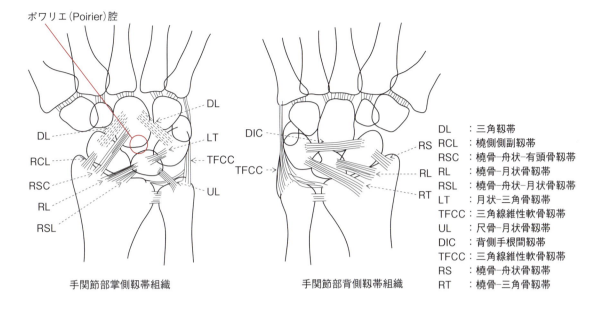

図8 手関節靱帯構造（Ⅰ章 E「手関節」図2を再掲）

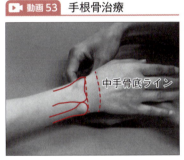

ングを行ったうえで，ダーツスロー動作を行っている 動画54。手根骨を近位・遠位ともに確実に触診できる技術がセラピストには要求される。

8 手根関節の牽引治療

特徴

　橈骨手根関節自体は，楕円関節であり，比較的自由度の高い関節なので治療自体は行いやすい。しかし，治療を行っていく際に，考えなくてはいけないことは，橈側と尺側で結合方式が異なるため，生じる症状が異なってくることである。尺側は，尺骨茎状突起-TFCC-三角骨と軟部組織を介した連結となるため，安定性には乏しい。反面，可動性には富み，回旋運動を含めた複雑な動きを可能としている。

　尺側損傷の場合，生じる問題は尺側部痛であり，いわゆる回旋時痛が発生する。その場合，可動域制限に悩むことは少なく，疼痛への対応（スプリント療法など）が重要となる。

Check!! 手関節尺側部痛の項（➡ 36頁）

対して橈側側は，骨性（舟状骨窩，月状骨窩）結合があり高い安定性を有している．しかし，橈骨遠位端骨折などにより橈側側に陥没骨折（die punch fracture）が生じたり，関節内骨折により橈骨手根関節に血腫が生じたりすることで瘢痕化が起きてしまうと拘縮による可動域制限が発生することとなる．また，橈側損傷の際に留意すべき点として，手関節靱帯損傷による手関節痛の発生があげられる．

特に橈骨-舟状-月状骨靱帯（radio-scapho-lunate ligament；RSL），橈骨-月状骨靱帯（radio-lunate ligament；RL）の障害は，舟状-月状骨制動効果不全を生じ，手関節痛（scapholunate advanced collapse；SLAC）の原因となるので留意が必要となる．月状骨は，舟状骨を介した RSL と RL により制動される．RSL は，背側部と掌側部で線維構造が異なることで，舟状-月状骨間に3次元の動きを与えている．また，同時に力学的に強度が低く（図9）[3]，滑膜性の組成を呈することからも可動性に営む反面，損傷を受けやすい靱帯である．RL は橈骨と月状骨を結ぶ靱帯結合であり，この靱帯の断裂，損傷は月状骨単独の不安定性が生じる要因となる．舟状骨骨折，橈骨遠位端骨折による関節内粉砕骨折，橈骨茎状突起骨折などの radial link になんらかの障害が生じている場合，手関節運動開始時には，単純X線像のチェックによる舟状-月状骨離解や不安定性に注意が必要である．

治療方法 ▶動画55

近年，手関節骨折で最も遭遇頻度の高いプレート固定術が主流となったことにより，橈骨遠位端骨折後の治療は早期運動療法が可能となり，手関節の拘縮に悩むことは激減した．しかし，外科的治療に抵抗を示す対象者にはギプス固定が選択され，外科的治療にも創外固定やピンニングが行われる施設も少なくない．その場合，固定期間が必要となり，当然拘縮による可動域制限が発生する．また陥没骨折例などは，橈骨手根関節への損傷は重度であり，いわゆる瘢痕形成による可動域制限が発生しやすい．その場合，可動性獲得のため，手関節包靱帯を含めた手関節牽引治療が有効となる．

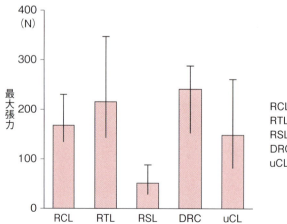

図9　手関節靱帯の伸張実験の結果
橈骨-舟状-月状骨靱帯（RSL）は他の靱帯よりも弱い力で断裂を起こす．
〔堀井恵美子：手根不安定症のバイオメカニクス．MB Orthop 5(11)：19-27, 1992より一部改変〕

RCL：橈側側副靱帯
RTL：橈骨-三角筋靱帯
RSL：橈骨-舟状-月状骨靱帯
DRC：背側橈骨手根骨靱帯
uCL：尺側側副靱帯

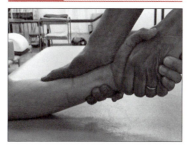

動画55 手根関節牽引治療

遠位橈尺関節をしっかり固定した状態で牽引を加える。

　実際の治療はまず，遠位橈尺関節を含め橈骨手根関節を把持し，しっかりと固定する **動画55**。その状態で，橈屈・尺屈を行い，側副靱帯を緩めていく。緩みを感じれば橈屈・尺屈を加えた状態で背屈方向に牽引を加えていく。背屈方向に牽引を加えれば橈骨手根関節が可動し，掌屈方向に牽引を加えれば手根中央関節が可動する。肩関節包靱帯牽引治療と同じく，必ず近位手根骨を橈骨遠位面に圧縮させ，緊張抑制を行う作業も忘れてはいけない。

● 文献

1) 坂井建雄，他(監訳)：プロメテウス解剖学アトラス　解剖学総論／運動器系(第3版)．医学書院，2017
2) Greenbaum B, et al：Extensor carpi radialis brevis. An anatomical analysis of its origin. J Bone Joint Surg 81(5)：926-930, 1999
3) 堀井恵美子：手根不安定症のバイオメカニクス．MB Orthop 5(11)：19-27, 1992

H 指関節

1 浅指屈筋・深指屈筋(図1)[1]

特徴

　浅指屈筋，深指屈筋は，手関節の外に起始をもつことから手外筋(extrinsic muscle)と呼ばれている。対して手関節内に起始をもつ筋は手内筋(intrinsic muscle)と呼ばれ，虫様筋や背・掌側骨間筋がそれにあたる。

　まず，浅指屈筋は，上腕骨内側上顆・尺骨鉤状突起・橈骨粗面遠位より起始し，手根管を通過し2～5指の中節骨に停止する。この筋は，起始部にて円回内筋と連結することにより固定性が増大し出力しやすくなっている。指屈曲は，まず浅指屈筋が作用しIP(指節間)関節に動きをもたらし，その後，深指屈筋が作用することで力を発揮できる。また，浅指屈筋は，表層を走行する比較的広い薄い膜上の筋であることから，握力などの力を発揮する筋ではなく，指関節の位置関係を把握する役割をもつと考えられる。深指屈筋は，尺骨前面と前腕骨間膜から手根管を通過し，2～5指末節骨に停止する。この筋は，浅指屈筋よりも遠位から起始することと厚い筋ボリュームをもつことから，動きに対する感受性よりも力を発揮することが大きな機能と考えられる。

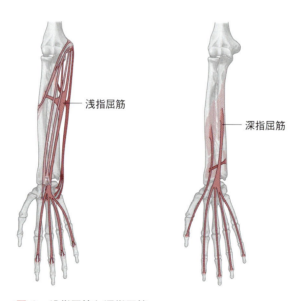

図1　浅指屈筋と深指屈筋
〔坂井建雄，他(監訳)：プロメテウス解剖学アトラス　解剖学総論／運動器系(第3版)．316，医学書院，2017を参考に作成〕

浅指屈筋・深指屈筋ともに遠位 1/3 は腱成分での構成となっており，筋腹が障害される挫滅症状よりも腱断裂のある対象者に多く遭遇する．浅指屈筋・深指屈筋が交差し走行する zone Ⅱ での障害後は癒着形成が生じやすいため，早期運動療法による腱滑走訓練が行われる．

　また，よく耳にする ampulitude（筋収縮幅）と excursion（滑走）の言葉の違いであるが，筋出力は，筋腹が収縮することにより腱が滑走し，停止部である骨が中枢方向に移動する．この筋腹の収縮と腱の滑走を合わせた用語が ampulitude であり，腱の滑走のみを示す場合を excursion という．筋腹が挫滅などの障害により出力が低下した場合を ampulitude 低下と呼び，腱断裂など腱そのものが障害を受けた場合を excursion 低下と呼ぶ．つまり，浅指屈筋・深指屈筋腱断裂の場合，よく用いられるのは excursion 低下となる（図2）．

治療方法　動画56

　実際の治療は，筋を触診することから始める．まず浅指屈筋は，円回内筋，長母指屈筋を触知し，それを目安に抽出していく．深指屈筋は，まず肘頭から尺骨頭を結ぶ線を引く．その線よりも内側に存在する筋はすべて屈筋であり，外側に存在する筋はすべて伸筋となる．内側に触れる筋はほぼ深指屈筋となり，その周辺で圧痛初見が陽性であれば深指屈筋となる．深指屈筋と浅指屈筋に触れることができれば，末梢部位に指を移動させていった際に弾力が消失する．

　筆者は深指屈筋の場合，筋腹にダイレクトストレッチを加えている．筋腹の柔軟性が改善されてくれば，ブロッキングエクササイズによる腱の滑走訓練を自主訓練として行わせている．浅指屈筋の筋腹が薄く膜状であることから，筋腱移行部に伸張を加え，筋出力を誘発する治療と，ブロッキングエクササイズによる腱の滑走訓練を自主訓練として行わせている．

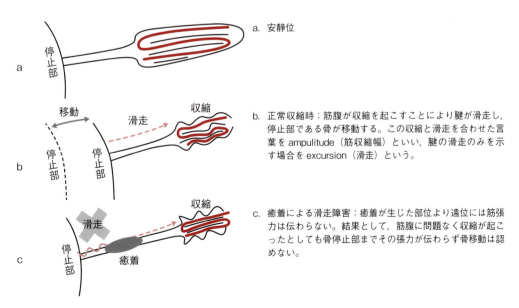

図2　ampulitude（筋収縮幅）と excursion（滑走）の違い

2 総指伸筋(図3)[1]

特徴

　総指伸筋は，上腕骨外側上顆より各指末梢骨を走行し，橈骨神経の支配を受けている。短橈側手根伸筋とともに肘外側関節包に付着し，肘外側安定化機構としての作用を有する。指伸展機構の主要組織であり，指関節の円滑な動きを実現する役割を果たしている。

Check!! 短橈側手根伸筋の項(➡ 124 頁)

　総指伸筋の滑走を円滑にするため，伸展機構には主要組織と補助組織が存在している(**図4**)。補助組織は，MP(中手指節間)関節では矢状索，IP 関節では骨間筋腱膜が指背中央で総指伸筋を固定している。関節リウマチをもつ対象者の指変形も伸展機構から考えると理解しやすい。まず，繰り返す滑膜炎により中手骨頭が骨破壊され，総指伸筋腱が尺側にずり落ちることにより尺側変位が発生する。つまり，骨破壊により総指伸筋の走行が変化し，変形を呈している状態で，腱そのものには障害がないので，変形があっても運動には問題が生じない。突き指(mallet finger)は，TT の障害により発生する。総指伸筋の緊張が末節骨に伝わらなくなり，屈筋の緊張が高まる結果，DIP 屈曲位となる。

治療方法 ▶動画57, 58

　手背の浮腫は総指伸筋の出力を促すことを困難とするため，まず何より浮腫の軽減を優先させるべきである。治療は手背へのテーピング治療が効果的である ▶動画58。指関節骨折後(中手骨骨折，基節骨骨折)は，総指伸筋を滑走させる矢状索，骨間筋腱膜の治療が主となる。

Check!! 背側骨間筋・掌側骨間筋の項(➡ 139 頁)，虫様筋の項(➡ 140 頁)

　総指伸筋自体，伸展機構が正常に起動することにより遠位滑走能力をもつことができる。つまり，総指伸筋自体に治療を加えても伸展機構は正常に作用しないということを認識しな

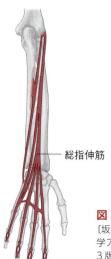

図3　総指伸筋
〔坂井建雄，他(監訳)：プロメテウス解剖学アトラス　解剖学総論／運動器系(第3版)．320, 医学書院，2017 を参考に作成〕

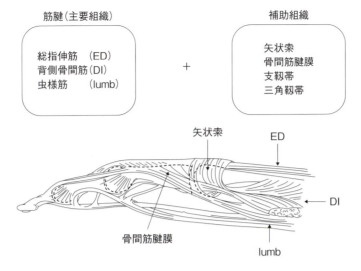

図4 伸展機構

ければいけない。また，中手骨骨折後に外科的治療によりプレート固定術が行われた際，プレートと総指伸筋が癒着を生じ，伸展 lag が発生することがある。その場合，プレート抜去時に，剝離術が同時に行われ，癒着が改善されるので特に問題とはならない。

3 長母指外転筋・短母指伸筋(図5)[1]

特徴

長母指外転筋は，橈骨・尺骨の背側面と前腕骨幹膜から第一中手骨底に停止する。短母指伸筋は，橈骨と前腕骨幹膜から第一基節骨底に停止する。この２つの筋は第一区画内を走行し，母指の運動に関与する。橈骨手根関節に対しては両筋ともに外転に作用するが，停止部の違いから CM（手根中手）関節に対しては，長母指外転筋は外転，短母指伸筋は伸展に作用する。また，長母指外転筋は橈尺骨に起始部をもつのに対し，短母指伸筋は橈骨のみに付着する。このことから，長母指外転筋は起始部が安定しているのに対し，短母指伸筋はやや不安定な状態といえる。

治療方法　動画59

治療はそれぞれの筋腱を触診することから始める。まず，snuff box（短母指伸筋，長母指外転筋と第３区画内を走行する長母指伸筋腱により形成されるくぼみ）を確認し，外側に存在する腱に触れる。その状態で母指，橈側外転を行うと長母指外転筋腱を触知できる。そのまま腱を触診しながら近位方向に追っていくと筋腹に達する。同じく，snuff box 外側で腱を触れ，母指掌側外転を行うと短母指伸筋腱に触れることができる。de Quervain 症の場合，短母指伸筋に圧痛を認め機能不全を呈していることが多い。短母指伸筋腹に刺激を加えながらampulitude（筋収縮幅）を改善させていくとよい。筆者は，徒手的操作を行った後にテー

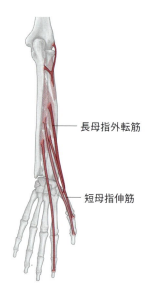

図5 短母指伸筋と長母指外転筋
〔坂井建雄，他(監訳)：プロメテウス解剖学アトラス　解剖学総論／運動器系(第3版)．320，医学書院，2017 を参考に作成〕

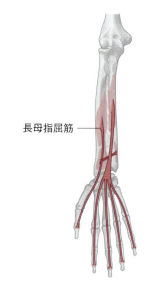

図7 長母指屈筋
〔坂井建雄，他(監訳)：プロメテウス解剖学アトラス　解剖学総論／運動器系(第3版)．316，医学書院，2017 を参考に作成〕

ピングによる治療を加えている。長母指外転筋に対しては橈側外転位で，短母指伸筋に対しては掌側外転位でテーピングを貼付し，筋腹まで走行させるとよい(**図6**)。

4　長母指屈筋(図7)[1]

特徴

　長母指屈筋は，前腕骨間膜から母指末節骨底に停止し，正中神経支配を受ける。浅指屈筋・深指屈筋ともに手根管を通過する。筋の形態は，長い腱成分から筋線維を出す半羽状筋であり，出力自体は誘発しやすい。上腕三頭筋外側頭も同じく半羽状筋であるが，外側頭は腱部分が骨に付着しているのに対し，本筋は骨側に筋線維を付着させている。骨側に腱を付着させている外側頭のほうがより出力しやすいと予測できる。母指 IP 関節屈曲・母指対立動作に作用する。いわゆる手根管症候群などで正中神経麻痺を呈した場合，対立動作が不可となる(perfect O sign 陰性)。

治療方法　▶動画60

　実際の治療は，筋を触診することから始める。IP 関節屈曲運動を促し，母指球上で腱を触知する。IP 関節の屈曲を続けながら手根管部を通過して腱部分を触知していく。腱部分から筋線維を出していくのは，ちょうど方形回内筋の近位線維ということもあり，方形回内筋を目安に考えるとわかりやすい(**図8**)。筋腹に軽い刺激を加えながら収縮を促し，腱の滑走を改善させていくとよい。母指 MP 関節を軽度伸展位に保ち，緊張位にした状態で収縮を促すと治療しやすい。収縮を認めるくらい改善できればブロッキングエクササイズを用い，

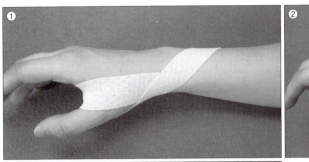
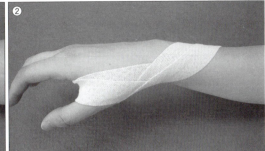
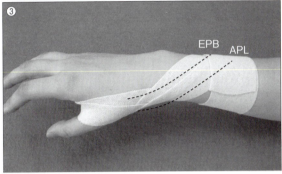

① 短母指伸筋腱(EPB)：基節骨底から筋腹に向けてテーピングする。
② 長母指外転筋(APL)：中手骨底から筋腹に向けてテーピングする。
③ 最後にアンカーを貼付して終了する。皮膚が弱い対象者にはアンダーラップを使用する。

図6 de Quervain 病に対するテーピング療法（Ⅰ章 F「指関節」図4再掲）

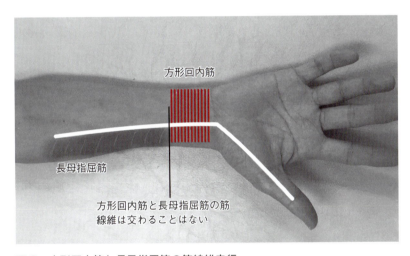

図8 方形回内筋と長母指屈筋の筋線維走行

さらなる滑走を促していく。

5 背側骨間筋・掌側骨間筋（図9）[1]

特徴

　背側骨間筋・掌側骨間筋は伸展機構の重要な主要組織として存在する。背側骨間筋は，第1〜5中手骨の向かい合う対向面から二頭をもって起始し，第2〜4指背腱膜，基節骨底に停止する。掌側骨間筋は，第2, 4, 5中手骨尺側から当該指の指背腱膜，基節骨底に停止する。

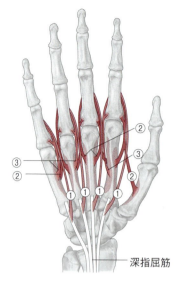

図9 背側骨間節・掌側骨間筋, 虫様筋
〔坂井建雄, 他(監訳):プロメテウス解剖学アトラス 解剖学総論／運動器系(第3版). 324, 医学書院, 2017を参考に作成〕

①第1〜4 虫様筋
②第1〜4 背側骨間筋
③第1〜3 掌側骨間筋
深指屈筋

両筋ともに尺骨神経支配を受けている。作用は, ①MP関節の外転・内転, ②伸展機構の補助組織をアシストする役割を有している。②は指屈曲時, 矢状索に緊張を与えることにより総指伸筋腱の遠位滑走を可能とし, 円滑な指屈曲運動が完成する(**図10**)。

治療方法 ▶動画61

　中手骨骨折後に生じるMP関節伸展拘縮に対する治療が最も多く行われる。実際の治療は背側骨間筋を触診することから始める。触診では中手骨頭部, 体部, 底部を抽出する。その後, MP関節外転運動を誘導しながら筋をトレースしていくとよい。その際に, MP関節は, 軽度屈曲位もしくは伸展位で行うほうが筋出力を誘発しやすい。なぜならMP関節を屈曲位にすると側副靱帯が緊張し, MP外転運動が行えなくなるからである。出力の増大により, MP関節屈曲可動域が改善してくれば, 総指伸筋の緊張が緩和され, IP関節・DIP(遠位指節間)関節の屈曲可動域も改善されやすい。

　また, 本筋も虫様筋と同様に伸縮性テーピングによる治療が効果的である。テーピングは指屈曲時, 矢状索に過剰な緊張を加えないことを意識しながら貼付することが望ましい。あくまでもまず徒手操作を行い, 筋攣縮による筋機能不全が影響していることを確認してからテーピング治療を行うことが重要である(**図11**)。

6 虫様筋(図9)[1]

特徴

　虫様筋は, 伸展機構の重要な組織として存在する。深指屈筋の腱部(橈側)から起始し, 指

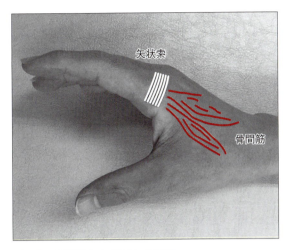 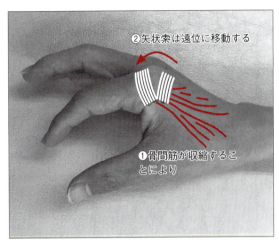

図10 骨間筋と矢状索との関係

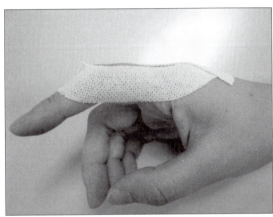 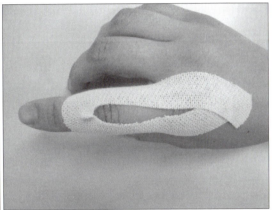

図11 総指伸筋(ED), 背側骨間筋(DI)へのテーピング治療
中手骨頭から中央索に向けてテーピングを走行させ, 中央索を被う形でテープを中手骨頭に戻す。

背腱膜まで走行する。橈側(示指, 中指)は正中神経, 尺側(環指, 小指)は尺骨神経支配を受けている。①MP関節屈曲と②伸展機構の補助組織をアシストする役割を有している。①は力核を介し(深横中手靱帯により形成), 背側骨間筋と協調することによりMP関節に力を集中させることができる。②は指屈曲時, 骨間筋腱膜に緊張を与え(**図12**), 総指伸筋腱を中央に保持することにより, 総指伸筋の遠位滑走を可能にしている。つまり虫様筋の機能不全により, MP関節屈曲筋力の低下と指屈曲運動不良が生じるといえる。

治療方法 ▶動画62

　基節骨骨折後に生じるMP関節屈曲lagの改善を目的に治療することが多い。実際の治療は, 虫様筋の触診から始める。触診は, 遠位・近位指皮線を結ぶことでMP関節を抽出する。その後, MP関節上で深指屈筋を触診し, 深指屈筋腱の橈側に触れれば虫様筋腹に触れることができる。出力操作は, MP関節を軽度屈曲位におき, IP関節による自動伸展運動を加えていくとよい。セラピストは筋腹の収縮を感じとりながら収縮力に応じて抵抗を加えて

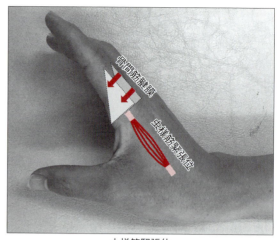

虫様筋弛緩位

虫様筋緊張位

虫様筋が収縮することにより骨間筋腱膜は側方に移動する。左右でこの動きが生じることにより指屈曲時に総指伸筋が中央に保持される。

図12 虫様筋と骨間筋腱膜との関係

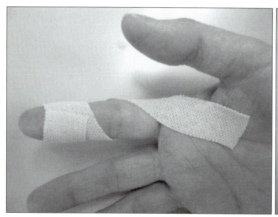
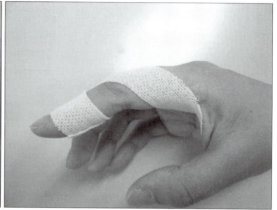

図13 虫様筋へのテーピング治療
虫様筋の走行に沿ってテーピングする。

いくと改善させやすい。改善すれば，MP関節屈曲角度と深指屈筋の緊張緩和が得られ，IP関節伸展角度が増大する。

また，本筋には伸縮性テーピングによる治療が効果的である。テーピングは筋の走行に合わせて貼付していけばよい（**図13**）。

● 文献

1) 坂井建雄，他（監訳）：プロメテウス解剖学アトラス　解剖学総論／運動器系（第3版）．医学書院，2017

索引

数字・欧文

2
2 point discrimination；2-PD　44
2nd position 外旋可動域訓練　17

A
A1 腱鞘切開術　45
abductor pollicis longus；APL　42
acromio humeral interval；AHI　15
acromio-clavicular joint　73
active lag　82
ampulitude　135

B
biceps tendon effect　16, 106
boll roll　101

C
central band；CB　118
CM 関節　42
conoid ligament　73
coraco-humeral ligament；CHL　71, 95
coupling motion　51

D
darts throw motion　129
de Quervain 病　42, 122
discogenic pain　63
distal holdfast fibers of the flexor retinaculum；DHFFR　43
distal radioulnar joint；DRUJ　36, 116

E
excursion　135
extensor carpal radialis longus muscle；ECRL　123

extensor carpi radialis brevis muscle；ECRB　123, 124
extensor carpi ulnaris；ECU　38, 124
extensor pollicis brevis；EPB　42
extrinsic muscle　134

F
flexor carpi ulnaris；FCU　38, 124, 126
fovea capitis of the humerus　94

G
gleno-humeral angle　86
gliding　101
gliding mechanism　13

I
inferior glenohumeral ligament；IGHL　98
interosseous membrane；IOM　118
intrinsic muscle　134
IP 関節屈曲拘縮　39

J
Jamar 5 position　44

L
lag　103
Lift Off Test；LOT　94
lordosis　52

M
mallet finger　136
membranous band；MB　118
mild passive exercise　28
myelopathy hand　2

N
Neer 分類　13

P
perfect O sign　138

Q
quadrilateral space；QLS　76

R
radial collateral ligament；RCL　111
radio-lunate ligament；RL　132
radio-scapho-capitate ligament；RSC　35, 129
radio-scapho-lunate ligament；RSL　35, 132
Regan の分類, 鉤状突起骨折　25
rotation　101
rotational glide　86
rotator interval；RI　71, 96
rotator interval capsule；RIC　13, 95

S
safe zone　27
scapholunate advanced collapse；SLAC　132
Semmes-Weinstein monofilament test；SWT　44
serratus anterior space　69
SLAP 損傷　105
snuff box　137
sterno-clavicular joint　74
stooping exercise　16, 101
subcutaneous subtendinous space　39
sublabral recess　105
subscapularis space　69
supple joint　15

T
tension band wiring　23

TFCC 損傷（三角線維軟骨複合体損傷）　36, 124
thum post スプリント　42
Tinel's sign　115
trapezoid ligament　73
tripod system　49
tuff lesion　94

U
ulnar gutter スプリント　38

和文

あ
亜脱臼　18

い
胃潰瘍　59
インピンジメント（通過障害）　11

う
烏口鎖骨靱帯　73
烏口上腕靱帯　71, 95
——に対する治療　13

え
腋窩神経　76
遠位橈尺関節　116, 127
——の障害　37
円回内筋　115
円回内筋症候群（正中神経麻痺）　115
円錐靱帯　73

か
回外筋　28, 31, 116
外傷性肩関節脱臼　16
回旋　101
回旋運動障害　118
回旋筋　49
回旋時痛　131
外側側副靱帯（橈側側副靱帯）　29, 36, 111
外側頭　107
外・内腹斜筋　18
外反誘導　103
外腹斜筋　60
肩関節痛, 脳血管障害後に生じる　17

肩こり　49, 62
カックアップスプリント　43
滑走　135
滑動機構　13
下頭斜筋　53
カフ型スプリント　38
壁押し運動　72
下方関節包　12, 98
眼球運動筋　53
関節唇　105
関節包靱帯の牽引治療　13, 98
関節リウマチ　53

き
基節骨骨折　39
ギプスチェック　30
胸横筋　18, 57
胸郭出口症候群　8
胸筋神経　79
胸鎖関節　74
胸鎖靱帯　74
胸鎖乳突筋　18, 54
胸背神経　82
棘下筋　10, 90
——に対する治療　12
棘下筋断裂　86
棘上筋　10, 84
——の伸張操作　89
棘上筋遠位線維　88
棘上筋近位線維　86
——に対する治療　13
棘上筋伸張操作に対する治療　13
棘上筋断裂　85
棘突起　51
挙上障害　91
筋収縮幅　135
筋短縮　82
筋皮神経　103
筋ポンプ作用　83
筋攣縮　82

く
屈筋腱鞘炎　36

け
頚椎アライメント　7
頚椎カラー　53
頚椎症性神経根症　4, 50
頚椎症性脊髄症　2

頚半棘筋　49
頚部骨折　101
頚部椎後筋群　49
結帯動作　13, 74, 89
結髪動作　13, 74, 89
牽引治療
　——, 関節包靱帯の　13, 98
　——, 手根関節の　131
　——, 腕尺関節の　23, 113
肩関節痛　34
肩甲下筋　10, 17, 93
肩甲下神経　93
肩甲胸郭関節　69
肩甲挙筋　19, 62
肩甲上神経　84, 90
肩甲肋骨症候群　49, 62
肩鎖関節　73
腱板5層構造　82
腱板筋協調機能訓練　16, 17
腱板筋群　98
腱板疎部　71, 96
　——に対する治療　13
腱板断裂　10, 86
肩峰下インピンジメント　11
肩峰下滑液包　10, 84
肩峰上腕骨頭間距離　15, 18
腱様部　118

こ
交感神経活動　19
項頚部痛　49
後斜角筋　55
拘縮　101
鉤状突起骨折　25
巧緻性障害, myelopathy hand による　2
後頭下筋群　53
広背筋　19, 60, 67
項部痛　52
後方関節包　99
骨間筋　139
骨間筋腱膜　39, 136, 141
骨幹部骨折　101
骨間膜の癒着剥離操作　31, 118
ゴルジ腱器官　80
転がり　101
コンパートメント症候群　22

さ

鎖骨間靱帯　74
三角筋　19, 76
　── の緊張抑制　11
三角巾固定　15, 17, 22
三角線維軟骨複合体損傷（TFCC損傷）　36, 124

し

軸性疼痛　4
矢状索　41, 136, 140
姿勢調整　48, 65
持続的等尺性収縮　84
四辺形間隙　76
脂肪組織　106
斜角筋　55
斜角筋症候群　8
尺側手根屈筋　38, 124, 126
尺側手根伸筋　36, 38, 124
尺側部痛　127, 131
尺骨外転運動　108
尺骨茎状突起骨折　37
尺骨神経　124
尺骨突き上げ症候群　36
舟状骨運動　35
舟状骨骨折　132
手外筋　134
手関節拘縮　35
手関節尺側部痛　36
手関節痛　132
手根管症候群　33, 43
手根関節の牽引治療　131
手根管動的内圧　43
手根中央関節　35, 129
手内筋　134
ジョイントジャック　45
小円筋　10
小胸筋　70
小後頭直筋　53
掌側骨間筋　134, 139
掌側プレート術　33
上頭斜筋　53
小菱形筋　62
上腕筋　103
上腕骨外側上顆炎（テニス肘）　36
上腕骨滑車　21
上腕骨頚部骨折　13
上腕骨頭窩　93
上腕三頭筋　106

上腕二頭筋　105
神経の滑走　6
深指屈筋　45, 134
振動覚　44

す

髄内釘固定術　13
スパーリングテスト（椎間孔圧迫テスト）　4
滑り　101

せ

正中神経　115, 126
正中神経麻痺（円回内筋症候群）　115
前鋸筋　7, 19, 69
前鋸筋下部線維　60, 72
前鋸筋上部線維　70
前鋸筋中部線維　71
浅指屈筋　45, 134
前斜角筋　55
前頭筋　48
前腕回旋運動　26
前腕回転軸テスト　34, 108
前腕回内動作　90
前腕骨骨幹部骨折　29, 118

そ

装具療法　126
総指伸筋　36, 136
僧帽筋　64
側頭筋　48
側副靱帯　40
疎性結合組織　91

た

ダーツスロー動作　35, 129
大円筋　82
　── に対する治療　11
大胸筋　19, 77, 79
　── の緊張抑制　11
大後頭直筋　53
大菱形筋　62
タウメル装具　23
多裂筋　49
短橈側手根伸筋　36, 123, 124
弾発現象　45
短母指伸筋　137
短母指伸筋腱　42

ち

肘外側側副靱帯（橈骨輪状靱帯）　120
肘関節後外側部痛　26
肘関節後方脱臼　21
肘筋　26, 108
中斜角筋　55
中手骨骨折　40
中手骨底　123
肘頭骨折　23
虫様筋　39, 45, 134, 140
長橈側手根伸筋　34, 36, 123
長母指外転筋　42, 137
長母指屈筋　138
長母指屈筋腱断裂　35

つ

椎間関節　51
椎間孔圧迫テスト（スパーリングテスト）　4
椎間板性疼痛　63
椎弓形成術　3
椎後筋　49
椎前筋　54
通過障害（インピンジメント）　11
突き指　136

て

テーピング　40-42, 142
　──, 肘筋の　108
テニス肘（上腕骨外側上顆炎）　36

と

橈骨遠位端骨折　33, 132
橈骨茎状突起骨折　132
橈骨 - 月状骨靱帯　132
橈骨 - 舟状 - 月状骨靱帯　35, 132
橈骨 - 舟状 - 有頭骨靱帯　35, 129
橈骨手根関節　129, 131
橈骨神経　103, 106, 116, 122, 136
橈骨頭　120
橈骨頭骨折　27, 116
橈骨輪状靱帯（肘外側側副靱帯）　120
等尺性収縮　84
橈尺骨骨幹部骨折　116
豆状骨　126
橈側側副靱帯（外側側副靱帯）　29, 36, 111

疼痛発現のメカニズム　83
動的二点識別覚　44
頭半棘筋　49
ド・ケルヴァン病　42, 122
トレムナー反射　2

な
内旋ストレッチ　92
内側頭　107
内反誘導　103
内腹斜筋　60

の
脳血管障害　17

は
背側骨間筋　41, 134, 139
バネ指　45
半羽状筋　138
反復性肩関節脱臼　16

ひ
引き寄せ締結法　23
肘関節後外側部痛　26

肘関節後方脱臼　21

ふ
フィラデルフィアカラー　3
フォルクマン拘縮　30
副運動　108
腹横筋　18, 58
腹直筋　81
浮腫　23
プレート固定術　29
ブロッキングエクササイズ　35, 135

ほ
方形回内筋　34, 127, 138
帽状腱膜　18, 48
ボクサー骨折　40
ポワリエ腔　129

ま
膜様部　118
末梢骨　136

め
めまい　53

や
夜間時痛　19, 88

よ
腰方形筋　68
翼状肩甲　9
四つ這い位　76

り
菱形筋　19
菱形靱帯　73
輪状靱帯　28

ろ
肋鎖靱帯　74

わ
腕尺関節の牽引治療　23, 113
腕神経叢全型損傷　65
腕橈骨筋　34, 36, 122